运动贴扎、包扎与外固定技术

（第4版）

[英]　戴维·H. 佩林（David H. Perrin）　　著
　　　伊恩·A. 麦克劳德（Ian A. McLeod）

张乐伟　陈佳豪　译

人民邮电出版社
北京

图书在版编目（CIP）数据

运动贴扎、包扎与外固定技术：第4版 /（英）戴维·H. 佩林（David H. Perrin），（英）伊恩·A. 麦克劳德（Ian A. McLeod）著；张乐伟，陈佳豪译. -- 北京：人民邮电出版社，2022.11
ISBN 978-7-115-58255-3

Ⅰ. ①运… Ⅱ. ①戴… ②伊… ③张… ④陈… Ⅲ. ①运动性疾病－损伤－康复 Ⅳ. ①R873

中国版本图书馆CIP数据核字(2021)第264290号

版权声明

Copyright © 2019 by David H. Perrin and Ian A. McLeod
Copyright © 2012, 2005, 1995 by David H. Perrin
All rights reserved. Except for use in a review, the reproduction or utilization of this work in any form or by any electronic, mechanical, or other means, now known or hereafter invented, including xerography, photocopying, and recording, and in any information storage and retrieval system, is forbidden without the written permission of the publisher.
保留所有权利。除非为了对作品进行评论，否则未经出版社书面允许不得通过任何形式或任何电子的、机械的或现在已知的或此后发明的其他途径（包括静电复印、影印和录制）以及在任何信息存取系统中对作品进行任何复制或利用。

免责声明

本书内容旨在为大众提供有用的信息。所有材料（包括文本、图形和图像）仅供参考，不能用于对特定疾病或症状的医疗诊断、建议或治疗，且不能保证每一位读者都能通过使用本书运动方法取得成功。所有读者在针对任何一般性或特定的健康问题开始某项锻炼之前，均应向专业的医疗保健机构或医生进行咨询。作者和出版商都已尽可能确保本书技术上的准确性以及合理性，且并不特别推崇任何治疗方法、方案、建议或本书中的其他信息，并特别声明，对读者的运动效果不负任何责任，不会承担由于使用本出版物中的材料而遭受的任何损伤所直接或间接产生的与个人或团体相关的一切责任、损失或风险。

内 容 提 要

本书首先概述了贴扎、包扎与石膏、夹板固定技术的基础知识，包括解剖学知识、循证实践、作用、所使用的材料和准备工作等；然后通过专业示范图片和分步骤文字讲解，介绍了足部、踝关节、小腿、膝关节、大腿、髋部、骨盆、肩部、上臂、肘关节、前臂、腕关节与手部等主要身体部位的常见运动损伤的贴扎、包扎与石膏、夹板固定技术，以及各部位的解剖结构、损伤原理和有益恢复的拉伸、力量训练等内容。本书旨在帮助教练、治疗师、队医等掌握和应用正确的贴扎、包扎与石膏、夹板固定技术，并以此协助运动员或运动爱好者进行伤后恢复及避免损伤再次发生。

◆ 著　　　[英]戴维·H. 佩林（David H. Perrin）
　　　　　[英]伊恩·A. 麦克劳德（Ian A. McLeod）
　 译　　　张乐伟　陈佳豪
　 责任编辑　王若璇
　 责任印制　马振武

◆ 人民邮电出版社出版发行　　北京市丰台区成寿寺路 11 号
　 邮编　100164　 电子邮件　315@ptpress.com.cn
　 网址　https://www.ptpress.com.cn
　 北京富诚彩色印刷有限公司印刷

◆ 开本：700×1000　1/16
　 印张：10.25　　　　　　　　　 2022 年 11 月第 1 版
　 字数：253 千字　　　　　　　　 2022 年 11 月北京第 1 次印刷
　 著作权合同登记号　图字：01-2020-2167 号

定价：88.00 元
读者服务热线：(010)81055296　印装质量热线：(010)81055316
反盗版热线：(010)81055315
广告经营许可证：京东市监广登字 20170147 号

目录

前言

运动贴扎、包扎与外固定技术不仅是一门艺术，更是一门科学。要想掌握这些技术，运动防护学员需要增强与职业相关的心理运动技能，并利用科学原理指导实践应用。教师面临着艰巨的任务，他们既要教授学员主要关节和肌群的解剖结构知识，又要教授学员与特定损伤有关的贴扎、包扎与外固定技术。

本书可以为教师提供指导，同时为学员提供帮助。本书对损伤机理进行了讨论，对各主要关节和身体部位的贴扎、包扎与外固定技术做出了说明，并配有500多张相关图片。本书所讲的贴扎、包扎与外固定技术包括传统的贴扎、刚性贴布和弹性肌内效贴布贴扎，以及通过石膏和夹板进行固定的技术。笔者相信，本书不仅有助于学员技能的开发，而且有助于学员熟悉主要关节和肌群的解剖结构。

本书将重点放在讲解运动防护学员在临床实践中最有可能运用的贴扎、包扎、石膏固定和夹板固定术上。运动防护学员可能会对他们在比赛中不常用的许多技术感到不知所措。本书所述的技术不仅在临床实践中常用，而且在一个学期的实验课期间就可以轻松掌握。

由于运动在患者安全重返赛场的过程中同样起着重要的作用，因此本书还对与特定损伤有关的基础拉伸和力量练习进行了说明。虽然这些运动无法替代其他治疗方法，但有助于康复后的患者保持力量和柔韧性。本书所述方法适用于已经完成了康复计划并且满足重返赛场标准的患者，强调将运动贴扎、包扎与外固定技术以及相关的训练看成患者完全恢复的一种辅助手段，而非灵丹妙药。使用这种多层面的治疗方法，可以降低患者再受伤的可能性。但是请注意，康复与治疗性运动不是本书所讨论的治疗方法。

组织结构

第1章确定了多层面运动防护背景下的运动贴扎、包扎、石膏固定与夹板固定。本章强调了学习作为运动贴扎、包扎、石膏固定与夹板固定基础的解剖学的重要性，以及了解运动贴扎、包扎、石膏固定与夹板固定对运动表现的影响的重要性。作为书中所述技术的基础，本章还阐述了循证实践的概念和重要性，它是在与患者互动时的决策过程中的一个组成部分。同时，学员还将学习应用贴扎、包扎与外固定技术时遵循运动组织管理规定的必要性。此外，本章介绍了作为传统贴布替代品的刚性贴布和弹性肌内效贴布。这些替代品的使用注意事项和应用指南为后面几章阐述技术做好了铺垫。本章还介绍了石膏模型和夹板的基本概念。

第2~7章对解剖结构知识和损伤机理，传统贴扎、刚性贴布和弹性肌内效贴布贴扎与包扎技术，以及身体各部位相关的拉伸与力量练习等进行了说明并配有图片。部分章节还讲解了常见的骨折以及石膏固定和夹板固定技术。第2章将重点放在足部、踝关节与小腿上，除了讲解一些贴扎技术外，还对如何使用护具帮助患者尽快重返赛场进行了说明。第3章对膝关节损伤进行了概述，并说明了与韧带损伤有关的失稳以及预防性、康复性和功能性包扎在损伤管理中的作用。第 4 章对大腿、髋关节与骨盆损伤的治疗进行了说明。第 5 章讨论了肩部与上臂的解剖结构知识及损伤机理。第 6 章提出了临床医师在治疗肘关节与前臂损伤时可以运用的技术。第 7 章对腕关节与手部损伤进行了说明，同时提出了手指肌腱断裂的夹板疗法。

本书特色

本书的图片质量卓越，而且图中贴布的边缘以深色呈现，可以使贴扎与包扎方式更加清晰可见。同时，本书还确定了身体各部位的关键触诊标志。

同其他的健康专业一样，运动防护临床循证实践对于有效的健康护理也非常重要。卡丽·多彻蒂（Carrie Docherty）等的研究促成了贴扎与包扎知识体系的建立。本书末尾大量的参考文献佐证了该知识体系的不断完善，并为学员、临床医师和研究人员提供了参考。

更新

本书为第 4 版，在保留第 3 版合理的组织结构和特色的同时，对部分正文进行了更新。需要特别说明的是，伊恩·A. 麦克劳德（Ian A. McLeod）同笔者一起编写了本版本，提出了石膏固定和夹板固定的应用指南，并为本书中的一些技术配上了图片说明。第 1 章包含有关石膏固定和夹板固定的一般信息、应用指南和注意事项。此外，卡丽·多彻蒂还在第 1 章专门解释了书中所述技术的循证实践的重要性。最后，针对跟腱断裂以及足部、踝关节、肘关节、腕关节和手部的常见骨折，本书介绍了 20 种新的石膏固定和夹板固定技术。

同主题视频课程

本书具有可配合图书一起使用的同主题视频课程，详情请见"人邮体育"平台。视频课程与图书中标有如下图所示标识的内容配合使用。视频课程为独立知识产品，本书定价中不含视频课程。

▶ 视频 1.1 展示了玻璃纤维增强石膏的制备和使用。

最终评论

请开始激动人心的运动防护旅程吧！祝你好运。熟练掌握运动贴扎、包扎与外固定技术这门艺术和科学的临床医师会让患者充满信心。但精通这些技术是一个挑战，读者只有在很多个小时，甚至几年的实践后才能熟练掌握。因此，笔者建议读者反复温习贴扎、包扎与外固定技术所需的基础解剖学知识并思考损伤的发生机理以及如何避免损伤。在学习和实践的过程中，你可能会遇到挫折，但只要集中精力，勤加练习，终会熟练掌握运动贴扎、包扎与外固定技术。

致谢

在本书的出版过程中，许多人做出了努力。Human Kinetics的组稿编辑乔希·斯通（Josh Stone）的大力支持、开发兼执行编辑卡莉·奥康纳（Carly O'Connor）的专业知识、视频制作者格雷格·亨尼诗（Gregg Henness）和图书设计师道恩·西尔斯（Dawn Sills）的才智促成了本书的出版，在此我们表示衷心的感谢！同时，我们还要感谢权限管理员达勒尼·里德（Dalene Reeder）。

我们还要感谢Johnson & Johnson提供了本书中展示的许多贴扎与包扎程序所用的物资。图片中使用的刚性贴布和弹性肌内效贴布方法所用的物资由Sammons Preston提供。石膏固定和夹板固定技术所用的物资由Arizona Sports Medicine Center和A.T.斯蒂尔健康科学大学运动防护项目提供。

玛丽亚·蒙托亚（Mariah Montoya）和亚历克斯·博隆-马古利克（Alex Boron-Magulick）与之前的亚伯拉罕·琼斯（Abraham Jones）、三桥爱成（Aisei Mitsuhashi）、贾廷·安贝冈卡（Jatin Ambegaonkar）、金柏莉·赫恩登（Kimberly Herndon）、托尼·库拉斯（Tony Kulas）和下河内洋平（Yohei Shimokochi）热心地担任了本书的模特。

奇普·斯密斯（Kip Smith）担任了本书前3版的摄影顾问，帮助绘制了本书中的部分图片。安妮·凯尔（Anne Keil）提供了文本和图片，对刚性贴布与肌内效贴布的使用方法进行了说明。我还要感谢奇普和安妮分享了他们的专业知识。

踝关节不稳定相关评估与预防的主要研究者卡丽·多彻蒂提供了与循证实践相关的新资料，她还在本书末尾提供了综合性参考书目。非常感谢卡丽愿意为本书第4版做出贡献。

贴扎、包扎、石膏固定与夹板固定简介

美 国运动防护师协会（National Athletic Trainers' Association，NATA）编著的《运动防护教育能力（第5版）》确定了运动防护临床实践方面的8个主题领域。还有一个主题领域——临床综合能力（CIP）——反映了临床实践，并强调了上述8个主题领域的总体本质。要成为合格的运动防护师，学员应掌握下面"运动防护教育能力"专栏中所列各主题领域所有的知识、技能和临床能力。这些知识、技能和临床能力，以及对运动员和他们参与的运动或体育活动持有正确的态度，对于学习贴扎、包扎、石膏固定与夹板固定技术来说是很有必要的。

解剖学是贴扎、包扎、石膏固定与夹板固定的基础

充分了解人体解剖学对于了解贴扎、包扎、石膏固定与夹板固定技术的艺术与科学很有必要。学员必须了解为使用贴扎、包扎、石膏固定与夹板固定技术提供支持的人体各部位的解剖学结构。任何人都可以学习使用贴扎、包扎、石膏固定与夹板固定技术所需的心理运动技能（艺术），但必须以了解解剖学结构、损伤机理以及使用贴扎、包扎、石膏固定与夹板固定技术的目的（如制动、限制运动或支撑和保护韧带、肌肉等）之间的联系（科学）为前提。本书以插图形式说明了为使用贴扎、包扎、石膏固定与夹板固定技术提供支持的身体各部位的解剖学结构和损伤机理。同时，学员还应通过对表面解剖学的学习来确定和触诊这些解剖学结构。本书各章都列出了关键的触诊标志。

运动防护教育能力

循证实践（EBP）

预防与健康促进（PHP）

临床检查与诊断（CE）

损伤和疾病的急症护理（AC）

治疗干预（TI）

心理策略与咨询（PS）

健康护理管理（HA）

专业发展与责任（PD）

临床综合能力（CIP）

源自: National Athletic Trainers' Association, Atheltic Tramorg Education Competencies, 5E.

本书在对身体的位置、平面、方向以及运动进行说明时，使用了解剖学术语，学员应学习这些解剖学术语。解剖学姿势是使用这些术语的参考点。矢状面将身体分为右半部分和左半部分，与矢状面平行的任何平面均为矢状面。冠状面将身体分为前后两部分。水平面（轴平面或横切面）将身体分为上下两部分。

在描述四肢时，近端和远端用于标识四肢靠近或远离躯干部位的组织结构。四肢中成对的骨骼的位置通常用来说明解剖位置。例如，大拇指位于前臂的桡侧，大蹈趾位于下肢的胫侧等。手掌和脚底分别用于说明手和脚的前面，手背和脚背分别用于说明手和脚的另一面。

身体的运动也有特定的术语进行说明：屈曲是指向能够让关节的角度变小的方向运动，而伸展是指与屈曲相反的运动；外展是指远离身体中线的运动，而内收是指与外展相反的运动；旋转是指骨骼绕其长轴运动，在内外方向进行。此外，前臂和足部的运动也有特定的术语进行说明：旋后和旋前分别是指前臂运动到手掌向上和向下的位置（肘部屈曲90°），外翻和内翻分别是指足底朝外或朝内运动。环转是指关节运动的组合，包括屈曲、伸展、外展和内收。

本书介绍的贴扎、包扎、石膏固定与夹板固定技术旨在对身体的骨、韧带、肌腱、肌肉、神经和关节进行支撑和保护，防止其受伤。本书对要使用贴布、绷带、石膏模型和夹板的一些常见损伤进行了图示说明。

贴扎、包扎、石膏固定与夹板固定的循证实践

多年来，循证实践一直是与运动员和患者互动的决策过程的组成部分。循证实践通常被定义为将最佳的研究证据与临床专业经验和患者需求相结合，用来指导临床决策。临床医师投入了大量时间和资金来研究贴扎、包扎、石膏固定与夹板固定技术。因此，基于这一循证实践模型做出相关决策是至关重要的。《运动防护教育能力（第5版）》提出了运用循证实践的5步法。

1. 提出一个与临床相关的问题。

2. 寻找最佳证据。

3. 批判性地分析证据。

4. 将分析结果与个人临床专业经验和患者需求相结合。

5. 评估操作的执行情况或成果。

因此，学员在运用贴扎、包扎、石膏固定与夹板固定技术或这些技术的组合之前，应确定运用这些技术的目的。许多技术的运用目的都是防止相应的部位在未来发生损伤，但防止损伤的方法可能不同。临床医师可以通过限制活动范围、增强本体感受、改善关节对位情况等方法来预防损伤。

下面通过一个例子来讲解临床医师如何在其循证实践中运用5步法。

1. 提出问题"踝关节包扎能否降低踝关节损伤风险"。

2. 表1.1列出了与上述问题相关的研究。

3. 表1.1中的所有研究都是随机对照试验，都可以归为质量"良好"的证据，但仍有其他一些因素需要考虑，例如，该研究是多久以前进行的？使用了何种护具？受试者有何特征？有多少位

受试者？研究者跟踪研究了受试者多长时间？

4. 根据这些信息，临床医师可以得出结论：包扎踝关节可以有效防止有踝关节损伤史的人再次发生踝关节扭伤。但是，临床医师尚不清楚踝关节护具是否能有效预防无踝关节损伤史的人发生踝关节扭伤。因此，临床医师将考虑自己能否为患者提供护具，以及患者能否正确穿戴它。临床医师还会考察患者的踝关节损伤史，以及患者的体育运动、活动情况或其对包扎的态度等相关因素。

5. 根据所有这些问题的答案，临床医师将得出基于证据的结论。最后，临床医师应跟踪记录患者在治疗后6个月、12个月和2年内的受伤状况，以不断为该结论提供更多证据。

表1.1　问题"踝关节包扎能否降低踝关节损伤风险"的已公布的相关研究

研究文献	年份	计划	发现
McGuine TA, Brooks A, Hetzel S. The effect of lace–up ankle braces on injury rates in high school basketball players. *Am J Sports Med.* 2011:39(9):1840–1848.	2011	随机对照试验两个小组（有护具和无护具）	• 无论有无踝关节损伤史，使用踝关节护具的受试者的踝关节损伤发生率均较低 • 两组受试者的踝关节扭伤严重程度无差异
McGuine TA, Hetzel S, Wilson J, Brooks A. The effect of lace–up ankle braces on injury rates in high school football players. *Am J Sports Med.* 2012:40(1):49–57.	2012	随机对照试验两个小组（有护具和无护具）	• 无论有无踝关节损伤史，使用踝关节护具的受试者的踝关节损伤发生率均较低 • 两组受试者的踝关节扭伤严重程度无差异
Sitler M, Ryan J, Wheeler B, et al. The efficacy of a semirigid ankle stabilizer to reduce acute ankle injuries in basketball: A randomized clinical study at West Point. *Am J Sports Med.* 1994;22(4):454–461.	1994	随机对照试验两个小组（有护具和无护具）	• 使用踝关节护具降低了参加校内篮球队的军校学员的扭伤发生率 • 两组受试者的损伤严重程度无差异
Mohammadi F. Comparison of 3 preventive methods to reduce the recurrence of ankle inversion sprains in male soccer players. *Am J Sports Med.* 2007;35(6):922–926.	2007	随机对照试验四个小组（有护具、无护具、康复1和康复2）	• 使用踝关节护具对踝关节扭伤次数无影响，但这可能是因为研究样本较小
Surve I, Schwellnus MP, Noakes T, Lombard C. A fivefold reduction in the incidence of recurrent ankle sprains in soccer players using Sport–Stirrup orthosis. *Am J Sports Med.*1994;22(5):601–606.	1994	随机对照试验两个小组（有护具和无护具）	• 使用踝关节护具可有效降低有踝关节扭伤史的人的踝关节损伤发生率 • 使用踝关节护具对无踝关节扭伤史的人无影响

只有相关的高质量研究成果已被公布，循证实践才有效。查阅本书涉及的与贴扎技术相关的文献，可以明显地发现，其对许多技术的研究都很有限。众多学者对足部和踝关节进行了大量研究，但沿动力链往上，研究资源变得有限。广大学者应该开展更多的研究，尤其是对上肢的研究。目前，对专用贴布使用技术的研究较多，如肌内效贴布和刚性贴布，但研究对象是这些技术的研究也常常得出相互矛盾的结论。

贴扎、包扎、石膏固定与夹板固定的作用

美国运动防护师协会将贴扎列为运动防护师有效履行工作职责必备的能力之一。它也是一项非常重要的技能。熟练运用运动防护贴布可以快速树立患者的信心。然而，这项技能的学习过程是一个高回报却也会频频受挫的过程。同其他心理运动技能一样，贴扎最佳效果的实现源自大量的实践。

运动贴扎、包扎、石膏固定与夹板固定能够防止受伤，并且有助于伤后恢复。通常情况下，贴布应该能限制扭伤关节出现异常或过度运动，同时为受扭伤影响的肌肉提供保护。许多临床医师都将贴扎的价值归功于贴布在运动期间为患者提供的更好的本体感受反馈。例如，在支撑物限制旋转运动前，前交叉韧带受伤以及膝关节旋转失稳的患者可能通过支撑物获得感觉提示。这一早期的本体感受反馈可以让患者下意识地收缩肌肉，控制旋转失稳。同样，排球和篮球运动员可以通过被贴扎的踝关节（从空中落下时扭伤）获得感觉提示。在这种情况下，贴布在提供本体感受反馈方面比在实际限制过度内翻方面更有效。

不管贴布和护具的作用如何，它们都不应代替运动治疗。在患者未进行运动治疗的情况下，对踝关节进行例行的贴扎是一种不合标准的护理方式。因此，贴扎应该结合拉伸和力量训练。只能对自愿想获得或保持最优关节活动范围和肌肉强度的患者进行贴扎或包扎。

运动贴扎的主要目的是限制异常或过度运动，而当患者遭受需要固定一定时长的损伤时，通常会使用夹板和石膏。固定的主要目的包括防止软组织和骨骼进一步受损，减轻疼痛，保持骨折部位对齐，以及加快愈合。如果使用得当，夹板和石膏可以固定关节并稳定韧带、肌腱和骨骼等解剖结构。这样做尽管可以提供额外的保护，但也存在发生肌肉萎缩（力量损失）和关节僵硬（活动范围损失）的风险，这些风险与固定时长直接相关。

夹板采用的是非周向刚性材料，最常见的是玻璃纤维增强石膏，通常通过弹性绷带将其保持在适当

与运动贴扎、包扎、石膏固定和夹板固定有关的运动防护教育能力

预防与健康促进

▶ 保护性设备与预防程序：采用预防贴扎与包扎程序，使用夹板、支撑物或其他专用保护设备。

治疗干预

▶ 身体康复与治疗性物理因子：制作和应用贴扎与包扎程序，使用支撑与保护设备，加快恢复速度。

临床综合能力

▶ 预防与健康促进：使用保护设备（如护具、保护垫和其他定制设备）为患者贴扎、包扎，同时评价和修改相关标准，从而预防或尽量减少头部、躯干、脊柱和四肢遭受的伤害，安全开展运动或其他体力活动。

位置，以固定受伤区域（图1.1）。由于夹板不会完全包裹住受伤部位，因此夹板固定可以适应损伤后的肿胀，成为急性损伤的首选固定方法。夹板比石膏更容易使用且使用更快捷，在治疗急性损伤时，尤其是在受伤部位不稳定的情况下，夹板固定更有利。夹板通过弹性绷带固定，因此临床医师可以轻松取下它们以检查皮肤，这在夹板覆盖了皮肤伤口（如割伤或擦伤）或手术切口的情况下非常重要。临床医师可以取下夹板，以便对软组织损伤进行治疗。夹板固定的好处之一是临床医师可以取下夹板以评估和治疗受伤部位，缺点是患者能自行取下夹板。临床医师应向患者说明保持受伤部位固定的重要性，以及取下夹板可能引发的并发症，这可以显著提高患者的依从性。夹板的另一个缺点是，它是非周向的，所以其稳定性比石膏低。

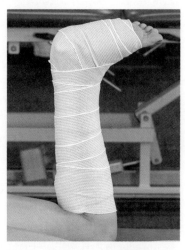

图1.1　固定踝关节的后踝夹板

　　与夹板固定不同，石膏固定则涉及在受伤部位周围沿周向使用玻璃纤维增强石膏或传统石膏（图1.2），以提供比夹板牢固得多的刚性支撑。由于石膏更牢固，具有出色的稳定性和保护作用，因此石膏固定是长期固定骨折部位的首选方法。

　　石膏虽然强度更高，但需要的材料更多，因此比夹板更重。而且石膏固定更困难、更耗时。受伤后过早进行石膏固定存在的问题是，石膏无法膨胀，无法适应肿胀。因此，患者最好等到创伤引发的肿胀消失后再使用石膏进行固定。

　　使用夹板还是石膏来保护受伤部位的决定因素包括受伤程度、涉及的身体部位、受伤类型以及康复时长。可能发生创伤后肿胀的急性损伤，需要短期（短于2周）固定的软组织损伤，稳定的简单骨折，或者需要在确定性治疗前保持稳定的损伤（如固定住不稳定或复杂的骨折部位以待手术固定）等，通

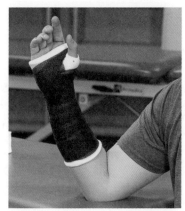

图1.2　固定腕关节的短臂玻璃纤维增强石膏

常使用夹板。创伤后肿胀一旦消失，患者则首选石膏来进行骨折护理，尤其是在涉及不稳定或复杂的骨折的情况下。患者发生并发症的风险也是决定使用夹板固定还是石膏固定的一个因素。例如，无论可能的损伤是什么（如简单骨折或复杂骨折），因为存在感染的风险，所以对开放性伤口使用石膏是一大禁忌。此外，如果担心患者可能不听从始终戴上夹板的建议，

临床医师最好用石膏固定受伤部位。

与任何治疗性干预一样，在使用夹板或石膏之前，临床医师应权衡利弊，确保固定受伤部位带来的好处多于其可能引起的并发症带来的坏处。夹板固定或石膏固定可能引起的并发症如下。

- 关节刚度以及主动和被动活动范围下降。
- 肌肉萎缩和肌肉力量下降。
- 发生静脉血栓栓塞（血凝块）的风险增加。
- 血管损伤。
- 皮肤刺激和皮肤破裂。
- 压疮和溃疡。
- 热伤和烧伤。
- 神经损伤。
- 筋膜室综合征。
- 复杂的局部疼痛综合征。
- 慢性疼痛。
- 骨折不愈合。

在使用夹板或石膏固定期间导致潜在并发症发生的风险因素分为不可控的风险因素和可控的风险因素。不可控的风险因素包括患者的年龄、受伤史、共病状况（如糖尿病会增加发生神经血管并发症的风险）、受伤类型以及严重程度。可控的风险因素包括固定方法、所用材料的类型、夹板或石膏的质量以及固定时长。

贴扎与包扎用品

要满足患者不同的贴扎与包扎需求，需要使用各种工具。这些工具包括弹性的（图1.3）或非弹性的（图1.4）运动防护贴布、布条、绷带和护具。市面上的运动防护贴布的尺寸和材料有很多种。

贴扎与包扎的目的

▶ 通过限制过度或异常的解剖学运动，对不稳定关节的韧带和关节囊进行固定。

▶ 强化四肢或关节的本体感受反馈。

▶ 通过加压和限制移动，对肌肉肌腱单元的受伤部位进行支撑与保护。

▶ 紧固保护垫、敷料和夹板。

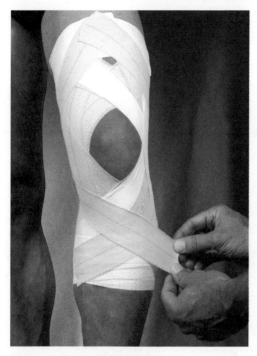

图1.3　使用弹性贴布固定膝关节

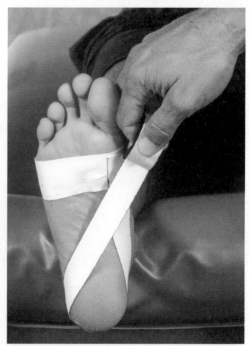

图1.4　使用非弹性贴布固定足弓

非弹性贴布和布条

使用非弹性贴布可实现最佳的关节支撑效果，并限制关节的异常或过度运动。例如，使用非弹性白色贴布固定踝关节可以防止踝关节过度内翻。

非弹性白色贴布通常是可透气的，长度为15码（1码≈0.9米），宽度为1英寸（1英寸≈2.5厘米）、1.5英寸或2英寸。运动防护师可根据患者的体形、受伤部位，以及自己的偏好来确定使用的非弹性贴布的宽度。

非弹性贴布虽然能提供最佳的支撑保护，但也最难使用，它会因为身体部位的轮廓而起褶。你需要进行大量练习才能顺畅且有效地使用非弹性贴布。

非弹性布条可以单独用于包扎，或与非弹性白色贴布一起（图1.5）提供支撑保护。非弹性布条使用起来虽然没有贴布那么方便，但也是一种可接受的包扎工具，并且能够节省大量的费用。在财力有限的情况下，你可以考虑使用这种工具。

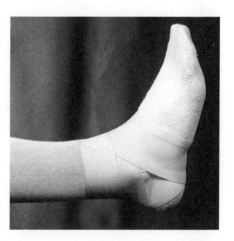

图1.5　用非弹性布条固定踝关节，其所需费用较少。同时，使用非弹性布条也是练习第2章中的8字形贴扎和锁跟贴扎的最佳选择

弹性贴布与绷带

　　弹性贴布或绷带可用于支撑保护那些需要进行大量自由运动的身体部位。例如，需要通过包裹大腿的方式来保护腘绳肌时，使用弹性贴布可以使肌肉正常收缩，同时不会限制血液的流动。使用弹性贴布或绷带也可以将保护垫固定在身体上（图1.6）。大腿、髋部或肩部挫伤的患者通常需要这种额外的保护，详细内容参见第4章和第5章。

　　已证明弹性绷带在对急性损伤部位进行加压（图1.7）方面特别有用。加压通常结合冰敷进行，有助于控制软组织损伤引起的肿胀。

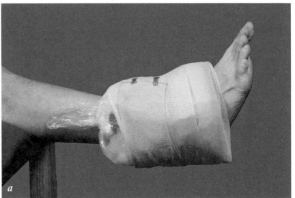

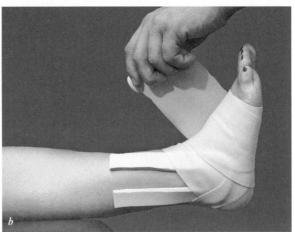

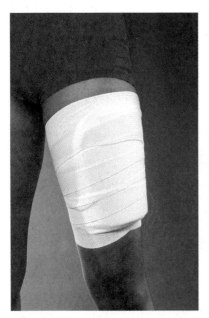

图1.6　使用弹性绷带在大腿前侧固定保护垫。用于紧固弹性绷带的金属夹应被贴布覆盖或移除，以保证安全

图1.7　（a）使用弹性绷带将冰块紧固在踝关节上，将冰块直接敷在皮肤上的时间不能超过20分钟；（b）弹性绷带也可以同马蹄垫一起给急性扭伤的踝关节施加压力

使用这种方法对患者进行治疗时，应及时告知患者在急性损伤部位使用弹性绷带可能导致肿胀的潜在风险，还要提醒患者应通过监测手指或脚趾甲床颜色的方式注意血液循环受限的体征。如果手指（脚趾）甲床表面呈深蓝色，则表明血液循环受到影响。如果患者有必要在夜间使用弹性绷带，则一定要提醒患者将受伤的关节抬高，并且较为宽松地对受伤的关节进行包扎。

弹性贴布与非弹性贴布一样，具有不同材质和宽度，可用于身体的各个部位。弹性贴布的宽度为1英寸、2英寸、3英寸或4英寸。弹性绷带的宽度为2英寸、3英寸、4英寸或6英寸。为了适应较大的身体部位，如髋部和躯干等，可以使用双倍长度的上述材料。弹性绷带的质量各异。由于弹性绷带与弹性贴布之间的区别在于，弹性绷带可以重复使用，因此可以购买质量更好、通常价格也更高的产品，从而节省费用。价格较低、质量较差的弹性绷带不适合多次使用。

与贴布和绷带结合使用的防护设备

夹板和保护垫通常用于限制人体运动、保护身体、分散受伤部位的受力。贴布和绷带通常可用来固定夹板和保护垫。保护材料包括泡沫、毛毡、热塑性塑料、热泡沫，以及玻璃纤维、硅橡胶和氯丁橡胶等其他材料。本书将对这些保护材料以及将其固定的贴布和绷带进行示例说明。

护具

护具可以防止健康关节受伤和固定不稳定的关节。市面上有针对身体各个关节的护具，但在运动领域，人们通常需要使用的是踝关节、肩关节、肘关节和腕关节护具。对于护具，本书不做全面的讨论，而是将重点放在可治疗常见的踝关节和膝关节韧带损伤，以及因过度使用而导致的肘关节和腕关节损伤的护具。此外，本书将在相关章节就踝关节、膝关节、腕关节、肘关节和肩关节护具进行图示说明。

护具还可以作为贴布的补充品或替代品。使用一些护具（如踝关节护具）可以节省费用，因为其不同于弹性贴布，是可以重复使用的。但是，有的护具价格较高，例如，功能性膝关节护具的费用为500～700美元。

刚性贴布与弹性肌内效贴布

在体力活动中，传统贴布的有效性会降低。传统贴布的替代品包括刚性贴布和弹性肌内效贴布。

刚性贴布

底层包扎物加刚性贴布（图1.8）的黏着效果比传统贴布要好，可以使患者进行更长时间的活动。刚性贴布在开始使用时拉伸度只有30%，因此它能更好地对身体各部位进行固定。这种拉伸度不大的贴布对参与体育活动和依赖贴布实现稳定的人来说尤为重要。底层包扎物通常在使用刚性贴布前使用。刚性贴布的治疗效果包括稳定关节、改善关节的运动表现和耐受负荷、改变和控制姿势或较小的变形、帮助评估矫形器械的使用效果、便于肌肉活动与控制、限制肌肉活动、通过卸荷结构来减轻疼痛，增强运动神经元兴奋性、增大关节扭矩，以及增强本体感受等等。

弹性肌内效贴布

也可以使用弹性肌内效贴布进行治疗贴扎，如Kinesio贴布（图1.9）等，其最大弹性长度高达贴布初始长度的140%。这种弹性肌内效贴布使得肌肉可以充分运动，并且有助于淋巴回流。弹性肌内效贴布不含乳胶，并且防水。虽然弹性肌内效贴布很受欢迎，但它作为唯一的伤痛治疗技术的有效性的证据很有限，且存在着相互矛盾的、缺乏说服力的结论。弹性肌内效贴布在减轻疼痛、增大活动范围以及改变肌电活动方面很有效。但是，只有将它与其他身体治疗方法，如手法治疗和针对有神经损伤（如脑卒中、大脑性瘫痪等）的或有矫形外科损伤的人的训练等结合使用时才会获得较好的效果。弹性肌内效贴布的好处包括支撑保护关节和分散负荷、拉伸紧张的筋膜、减少淋巴阻塞（针对颈部、腋窝、肘部内侧、腕背、骶骨、腹股沟、膝部内侧以及跟腱区进行贴扎时，可刺激淋巴流通）、通过协助肌肉促进（降低疲劳）和抑制（减少高度紧张和痉挛）实现肌肉功能的正常化、增加本体感受输入、增大关节的活动范围，以及减轻疼痛等。

贴布贴扎与肌内效贴布贴扎应用指南

贴扎前，要对症状的形成原因或影响因素进行准确的评估。鉴于患者主动要求活动，这一评估就显得尤为重要。贴扎可用作其他治疗方法的辅助手段，如肌肉失稳训练、紧张肌肉拉伸、姿势再训练、加重活动期间进行的生物力学评估，以及使用手法治疗解决关节功能受限问题等。根据所掌握的解剖学与生物力学知识，从整体的角度选择最有益的贴布类型及最合适的方法非常重要。

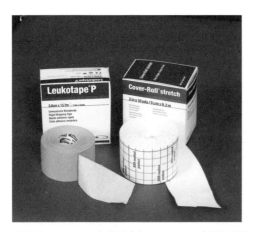

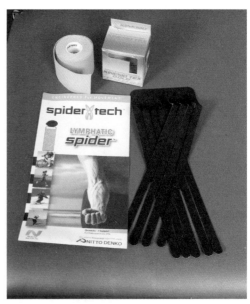

图1.8 Leukotape白色贴布与Cover-Roll底层包扎物　　**图1.9** Kinesio贴布和Spidertech的产品

使用贴布时，可以对许多运动贴扎方法进行调整（如使用较少的贴布等）。只要记住预防措施，以及使用贴布会减轻患者的疼痛或症状，贴扎就会成为一个富有创意的过程。仅使用贴扎还不足以对受伤部位进行评估和治疗。由具有资质的健康专家进行充分的评估是确定相关治疗方案的第一步。

贴布贴扎与肌内效贴布贴扎的预防措施

贴布贴扎与肌内效贴布贴扎的预防措施有几个方面的差异，如下所述。

1. *对乳胶或粘胶过敏*。Cover–Roll产品（底层包扎物产品）不含乳胶，而Leukotape白色贴布和其他品牌的贴布含有乳胶。肌内效贴布不含乳胶，并且可以直接贴在皮肤上。对乳胶过敏的人可以使用肌内效贴布贴扎，这样做通常不会出现任何问题，但贴布不得直接与皮肤接触。如果皮肤对乳胶或粘胶过敏或敏感，则贴布下面的皮肤会出现大量的红斑，并且可能会非常痒。过敏反应通常会在24小时内出现，并且最多持续10天。将贴布撕掉后，贴布下面的皮肤呈红色很正常，尤其是长期使用贴布时。这种红色通常会在几分钟到几小时内消退。如果皮肤受到刺激，患者可以使用可的松或其他外用抗炎霜，或将炉甘石洗剂涂在受刺激的皮肤区域。另外，患者还可以在使用贴布前涂抹护肤剂。

2. *摩擦红肿或起泡*。用力拉动或固定贴布时，皮肤可能会红肿或起泡。在某些紧张或过度运动的身体部位，皮肤（通常在膝部前侧或内侧）可能会磨破和撕裂。这些部位的皮肤会随着时间的推移而变得更坚韧，并且不容易磨破。

3. *限制关节活动范围的贴扎方法*。使用贴布时，应先了解患者期望的活动范围，以确保在对该区域进行贴扎后，关节活动不会受限，并且不会影响活动的进行。同时，还要保证贴布不会过度拉动皮肤和肌肉，以免皮肤红肿或起泡。

4. *贴扎影响末梢血液循环*。在关节（肘关节、膝关节、踝关节、腕关节）周围进行完整的贴扎时，尤其是采用刚性贴布进行贴扎时，要确保贴布不会太紧，以免影响该区域的末梢血液循环。贴布太紧会影响静脉回流，导致该区域（如手部或足部等）肿胀，甚至引发更严重的并发症。

5. *皮肤脆弱*。对皮肤脆弱的人（如老人、小孩、患结缔组织病的人、患糖尿病的人、皮肤易裂的人等）进行贴扎、在开放性伤口或疤痕伤口上进行贴扎，或在刚进行完手术后进行贴扎（如在未完全愈合的伤口上进行贴扎）时要小心。可以用弹性绷带将开放性伤口或疤痕盖住，在弹性绷带上贴扎，并减少患者使用贴布的时间，以便对伤口状态进行检查。皮肤的完整性有问题的患者可以将底层包扎物的小测试条放在皮肤上几天，以便观察皮肤的耐受性。

贴布的应用

1. 对要贴扎的皮肤区域进行处理。在贴扎前，确保对要贴扎的皮肤区域进行了剃毛、清洁（如果皮肤较脏或有油脂，应使用外用酒精清洁）等处理，并且皮肤上无任何残留粘胶（可使用胶布清除剂清除）。对要贴扎的皮肤区域有影响的衣服，患者应该脱去。

2. 让患者就位，确保患者在贴扎期间处于最佳的中立解剖学姿势，以便临床医师处理要贴扎的身体部位。有些贴扎方法要求有两名临床医师，以便达到最佳的效果。

3. 测量并剪切底层包扎物，并在使用时让其覆盖合适的范围，以免贴布与皮肤接触（在进行足部贴扎时，有不同的底层包扎物可选，该情况除外）。

4. 剪切或撕扯贴布，沿着拉动方向敷贴，并适度拉紧，这有时会使底层包扎物形成一些褶皱，或导致皮肤起皱或收拢（图 1.10）。

5. 让关节在患者所需的活动范围内活动，对贴布进行整体性的评估。例如，在对膝关节进行贴扎时，让患者屈曲或伸展膝关节，或在对足部进行贴扎时，让患者行走。如果贴布边缘开始松动，可能需要在贴布两端施加压力，或者在贴布一端贴上底层包扎物（图 1.11），以便固定贴布。

6. 评估贴扎导致的症状变化或其疼痛控制作用。贴布应该能够快速起作用，患者以前运动会产生疼痛的区域，现在运动时，其疼痛感有所减轻。有时有必要改变贴布的拉动角度或拉力。如果贴布贴扎未改善症状，或导致其他区域疼痛，则应将贴布撕掉。

7. 向患者说明贴扎时间。使用贴布贴扎时，根据贴布的完整性和皮肤的耐受性，贴布可以贴 2～7 天，也不会受到洗澡或出汗的影响。但要注意，贴布应保持完整。游泳或贴布长时间浸在水中会导致贴布黏着时间减少。皮肤有油或出汗非常多也会导致贴布黏着时间减少，尤其是在足部。贴布边缘首先会变得参差不齐，然后开始剥落。贴布需要贴到肌肉足够强壮、足以支持活动所需的身体区域为止，并且肌肉需要有足够的耐受性，能够在要求的时间内保持特定的姿势。通常情况下，如果症状为急性，则在正常运动期间，患者需要持续使用贴布 3～5 天。一旦疼痛感减轻，患者可以慢慢地恢复常规体育运动，仅在剧烈运动时使用贴布。大多数时候，当肌肉的力量和耐力得到改善时，患者在运动期间就不需要使用贴布了。但是，患者需要保持良好的生物力学姿势。

8. 需要撕掉贴布时，从底层包扎物的边缘处将贴布慢慢剥离，以免导致皮肤受损。皮肤比较湿润时（如在洗澡或游泳后），最容易撕掉贴布。

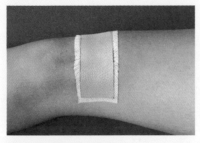

图 1.10　敷贴和拉紧贴布

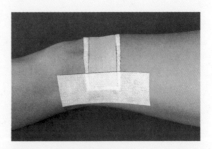

图 1.11　底层包扎物

肌内效贴布的应用

1. 在活动开始前20分钟至1小时使用肌内效贴布，以确保其黏着效果最佳。如果在活动期间使用肌内效贴布，可使用贴布黏结剂。如果在出汗的部位或手部、足部使用，应使用防水肌内效贴布。肌内效贴布在使用1小时后开始有防水功能。

2. 在贴扎开始和结束时，不要让肌肉效贴布产生张力。将肌内效贴布的两端切割成弧形，防止贴布角卷曲。肌内效贴布会让皮肤挤在一起，并且出现褶皱，产生承压腔和真空效应。在贴扎开始和结束时，不要将一张肌内效贴布盖在另一张肌内效贴布上。剥离1～2英寸纸质背衬，或将背衬撕开一个小口，这样有助于撕掉肌内效贴布。将肌内效贴布贴在皮肤上，然后让关节充分运动，并将其余的贴布贴在皮肤上。在使用前，应避免过度伸展肌内效贴布。避免在一个区域粘贴3张以上的肌肉效贴布，因为这样会导致肌内效贴布黏着不良。

3. 常见的肌内效贴布剪切方法有4种：I形剪切［图1.12（a）］可用于所有肌肉，可直接用在受影响的肌肉上，或交叉覆盖关节，以提高稳定性，或治疗急性关节损伤；Y形剪切［图1.12（b）］是最常用的方法，可用于包裹肌肉和减轻痉挛，或增大薄弱肌肉的力量，以及促进淋巴回流；X形剪切［图1.12（c）］通过作用于目标肌肉来稳定关节；希望淋巴液沿着扇形流动时，使用扇形剪切方法［图1.12（d）］，这样可以减轻水肿。

   ▶ 要减轻痉挛，需在拉伸肌肉的情况下（如在对小腿进行贴扎时，将踝关节背屈），从肌肉止点到肌肉起点进行贴扎。

   ▶ 要治疗薄弱的肌肉，需从肌肉起点到肌肉止点进行贴扎，同时拉伸拮抗肌。例如，所采用的方法会影响上斜方肌或三角肌时，拉伸胸大肌。肌内效贴布的使用会使皮肤收拢。

   ▶ 要帮助消除擦伤、水肿或血液循环问题，应尽量少收缩，或者不收缩肌肉。要影响肌肉，应轻度或中度收缩肌肉。要稳定关节或韧带，应最大程度收缩肌肉。

4. 完成贴扎后，可摩擦肌内效贴布，以激活热敏胶。若肌内效贴布被打湿，用毛巾将其拍干，或用电吹风将其吹干。注意：电吹风过热会导致肌内效贴布更难被撕掉。肌内效贴布通常贴3～10天。如果肌内效贴布边缘翘起，在其他部分保持完整的情况下，可将翘起的部分剪掉。

5. 撕肌内效贴布时，应顺着毛发生长方向拉动，同时压住其周围的皮肤。要想让该过程更舒适，应在肌内效贴布上涂满婴儿润肤油、植物油或贴布清除剂，并等待15～20分钟，然后将其撕掉。

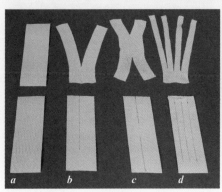

图1.12　常见的肌内效贴布剪切方法：（a）I形剪切；（b）Y形剪切；（c）X形剪切；（d）扇形剪切。第二排贴布上的实线显示了剪切的地方，以使肌内效贴布呈现各种形状

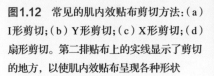

夹板固定与石膏固定用品

玻璃纤维增强石膏和传统石膏是制造刚性夹板和石膏模型的常用材料。大多数临床医师都已改用玻璃纤维增强石膏，因为它比传统石膏更坚固、更轻、更透气、更干净。此外，玻璃纤维增强石膏一旦变硬，就可以保持自身的完整性，而传统石膏受潮后可能会破裂和变形。传统石膏的固化速度更慢且可塑性更强，因此它更容易涂覆，这让临床医师有更多的时间进行相关操作。缺乏经验的临床医师认为较慢的固化速度是一个优势，而经验丰富的临床医师则认为这是一种障碍。

玻璃纤维增强石膏和传统石膏的共同特征是由于发生放热反应而硬化。放热反应会产生热量，如果使用不当，玻璃纤维增强石膏或传统石膏可能引起一级或二级灼伤。玻璃纤维增强石膏或传统石膏遇水会催化放热反应，而且水温越高，热量就越多，从而使相应材料硬化得更快，进而增加产生的热量。使用处于室温或温度更低的水，可以降低热损伤风险。

传统石膏呈1～6英寸宽的滚筒状和条状，只有白色。玻璃纤维增强石膏呈1～6英寸宽的滚筒状，并且有多种颜色。预制传统石膏和玻璃纤维增强石膏夹板（含或不含填料）一般呈3～6英寸宽、15英尺（1英尺≈0.3米）长的滚筒状，但同时存在长度为10～35英寸的定制产品。预制夹板很方便，但可能非常昂贵。

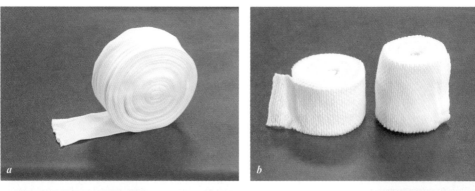

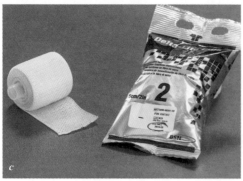
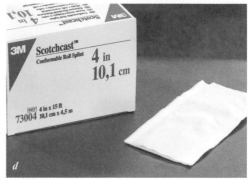

图1.13 （a）管状布袋；（b）石膏衬垫；（c）玻璃纤维增强石膏；（d）预制玻璃纤维增强石膏夹板

在使用夹板或石膏之前，应首先使用防护屏障，以降低皮肤受到刺激和皮肤破裂的风险。第一层由管状布袋组成[图 1.13（a）]，这是一种呈袜子状、能伸展的较薄的材料。管状布袋的宽度为 1 ～ 6 英寸。上肢使用 1 ～ 3 英寸的较小的管状布袋，下肢使用 3 ～ 6 英寸的较大的管状布袋。棉花或合成石膏衬垫[图 1.13（b）]组成下一层，用于在刚开始使用夹板或石膏时防止热损伤，适应轻微的肿胀，吸收水分以防止皮肤浸渍。石膏衬垫的宽度为 1 ～ 6 英寸，类似于管状布袋，上肢使用尺寸较小的石膏衬垫，下肢使用尺寸较大的石膏衬垫。使用石膏衬垫时，应从四肢的远端开始，将衬垫从远端向近端周向滚动，与前一层重叠 50%，这样可以形成两层石膏衬垫，目标是形成两到三层石膏衬垫。应在骨凸出部分以及使用夹板或石膏的开始和结束位置使用更多石膏衬垫。请注意，石膏衬垫过多会损害夹板或石膏充分固定并保护受伤部位的能力。在石膏衬垫上可直接使用夹板固定或石膏固定材料[图 1.13（c）和（d）]。下面列出了在运用夹板固定和石膏固定方法时用到的物品。

- 传统石膏固定材料或玻璃纤维增强石膏固定材料。
- 管状布袋。
- 石膏衬垫。
- 弹性绷带。
- 石膏固定套筒。
- 石膏固定剪刀（最好有一把专门用于切割玻璃纤维增强石膏的剪刀和一把用于切割其他材料的剪刀）。
- 水盆。
- 防止弄脏患者衣服的防护屏障。
- 蓝色一次性底垫（Chux 垫）。

了解运动、患者以及损伤

要成为一名成功的运动防护师，必须了解解剖学和损伤机理，并掌握运动贴扎、包扎、石膏固定与夹板固定技术。此外，还应了解有关贴扎、包扎、石膏固定与夹板固定的规定，以及个别患者的个性化需求。

运动中有关贴扎、包扎、石膏固定与夹板固定的规定

大多数运动管理协会都对贴扎、包扎、石膏固定与夹板固定的程度，以及用于保护受伤部位的材料做出了规定。这些规定是强制性的，因为贴布的使用会给使用者在比赛期间带来导致不公平的优势，尤其是在摔跤等运动项目中。防护设备和支撑物也可能导致其他参赛者受伤。大多数运动管理协会都禁止使用硬性和刚性材料，除非加上柔软、可弯曲的保护垫。

同时，运动管理协会还对在有组织的比赛期间受伤的患者的管理办法进行了规定。例如，摔跤运动给予患者治疗的时间非常少；其他许多运动会要求患者退赛，而不管损伤的严重程度如何；如果患者正在出血，运动防护师还必须遵循通用的预防措施。这些规定都会影响运动防护师对患者的受伤部位的评估，以及使用支撑物或贴布的方式。详细规定应咨询相关的管理机构。

了解患者

一些患者即使在活动轻微受限的情况下也不能参加运动，而另一些患者即使活动受限程度很高，也仍然能在运动中表现出色。例如，手部和手指受到较高程度的限制可能不会影响橄榄球进攻球员或防守球员的表现，但手部和手指受到同一程度或更低程度的限制则会对四分卫或接球员的敏捷性产生极大的影响。对铅球运动员的踝关节进行贴扎的技术与对短跑运动员的踝关节进行贴扎的技术不同。这些例子表明，要掌握贴扎的艺术与科学，必须了解患者的不同需求。

检查与处理受伤部位

必须对受伤部位进行充分的评估和康复治疗，以便有效地进行贴扎与包扎，包括知晓患者何时练习和参加比赛是安全的。

损伤检查

在任何情况下，在未了解损伤机理与其涉及的解剖学结构前，不得对患者的受伤部位进行贴扎、包扎、石膏固定或夹板固定。在了解损伤机理的情况下，可以按照有助于防止进一步损伤的方式使用贴布、支撑物、夹板或石膏。要确定损伤机理，并了解损伤是急性损伤还是慢性损伤，必须了解患者的病史。可采用下面的"损伤评估方案"进行系统性评估。有关损伤评估的更多信息，请参见本书末尾的参考文献，其中包括关于如何评估肌肉骨骼损伤的精彩内容。

损伤评估方案

▶ 了解患者与损伤机理有关的病史。

▶ 对肿胀或变形部位进行检查。

▶ 对身体异常部位进行触诊。

▶ 评估关节主动活动范围，即确定患者移动受伤部位的意愿和能力。

▶ 确定关节被动活动范围，即在患者放松时，将受伤部位移动到其最大活动范围。

▶ 评估受限的活动范围，即评估患者绕受伤部位收缩肌肉的能力。

▶ 应用特殊试验来评估关节韧带的完整性。

▶ 随时将结果同未受伤的身体部位进行比较。

运动治疗的作用

作为一名运动防护师，除了要对患者的受伤部位进行贴扎、包扎、石膏固定或夹板固定，还有很多事情要做，例如必须向患者提供适当的拉伸和力量训练。只有当患者具备一定程度的力量、柔韧性和活动范围时，才能预防损伤或不让损伤再次发生！本书列举了很多对设备要求很低的训练项目。对于已满足重返赛场标准的康复患者来说，使用这些设备来进行训练可以保持力量和柔韧性。

重返赛场的标准

尽管贴扎有助于患者重新参与体力活动，但这些辅助性措施并不能使患者恢复损伤前的功能性能力。如果患者的上肢或下肢受伤，只有当他们的力量、柔韧性和活动范围恢复到与未受伤时基本相同时，他们才能继续参与运动。如果损伤涉及下肢，运动防护师就应该对患者进行包括跑步和切步在内的功能性测试。例如，表现为防痛步态的患者，不管是否贴扎，均不得参加比赛。

患者重返赛场的标准

▶ 与未受伤的部位相比，受伤部位恢复了正常的力量、柔韧性以及活动范围。

▶ 患者可全速进行功能性测试，如跑步、切步以及其他敏捷性训练，而不会跛行。

▶ 患者的心理状况证明其愿意且有热情重返赛场。

贴扎、包扎、石膏固定与夹板固定的准备工作

应在能最大限度地提高有效性的环境中进行贴扎、包扎、石膏固定与夹板固定。由于这一工作要花很长的时间，因此可以通过做好与自己、设施以及患者有关的准备工作来优化临床技能。准备工作以及患者的配合很关键。

应在具有带冷热水的水槽且温度可控的环境中进行石膏固定和夹板固定，以最大限度地提高效率并确保患者的受伤部位固定到位。玻璃纤维增强石膏和传统石膏硬化所需的时间与环境的温度直接相关；环境的温度越高，材料硬化所需的时间就越短。随着材料逐渐硬化，它们使用起来会更加困难，因此在能最大限度地提高效率的环境中操作极为重要。使用夹板或石膏时，让受伤部位处于正确体位对确保该部位以正常的解剖学对齐方式愈合至关重要。

环境

应保持贴扎、包扎、石膏固定与夹板固定区域清洁及环境适宜。环境中应有良好的照明和通风条件。由于温度和湿度不合适会让贴布和玻璃纤维增强石膏等难以使用，因此应将物品保存在阴凉的环境中。

这项工作需要花费大量的时间练习心理运动技能。因此，应为贴扎、包扎、石膏固定与夹板固定创造舒适的环境。贴扎台与治疗台不同：一般情况下，治疗台的长度为72英寸，高度为30英寸；贴扎台的长度约为48英寸，高度约为35英寸。

与团队一同出行时，要安排合适的设施用于赛前的贴扎。在客车座椅或酒店床上进行贴扎会让这一令人快乐的工作变得艰难和痛苦。

性别

运动防护属于医学相关专业的范畴，并且临床医师会在男女同校的环境中对患者进行治疗。在大多数实践中，要注意男女患者的区别。性别差异不会给保护性贴扎、包扎、石膏固定与夹板固定造成困难，但应随时保护患者的隐私。例如，应在女患者穿着露背背心或运动胸罩时对其进行肩部贴扎；在男女患者的大腿至髋部和腹股沟处使用弹性绷带包扎等。

在赛前对贴扎部位进行处理时，出门在外的团队有时会有不便之处，尤其有时为了关照异性患者，会产生一些额外的困难。应该等待患者适当穿衣后再进入衣帽间完成贴扎任务。如果时间紧张，则可以将贴扎台从衣帽间移到邻近的区域，以便在对患者进行贴扎的同时，确保其他人可以更衣。

患者的准备与配合

对受伤部位（图1.14和图1.15）进行贴扎时，患者应坐下或站立，并集中注意力。患者如果注意力不集中，无精打采或斜靠着某物，会使受伤部位无法保持适当的解剖学姿势。如果踝关节或腕关节无力，这样很容易导致关节不稳，从而影响贴扎的效果。

使用贴布前，应确保受伤部位已被清洁过，并且尽量无毛。最好准备一把剃毛刀。

使用贴布时，还可以使用其他粘胶，市面上有多种粘胶售卖。但如果受伤部位干净、已剃毛并且干燥，则不需要使用其他粘胶。

贴布直接作用于骨凸出部位或肌腱的位置时，摩擦通常会导致皮肤出现水泡。为了尽量让患者感觉舒服，在使用贴布前，应使用摩擦垫（图1.16），并使这些部位保持润滑。贴扎前使用底层包扎物（图1.17）也可以防止出现水泡，但通常会导致贴布滑落。因此，我们建议在同时使用贴布、粘胶时，尽量少使用底层包扎物。

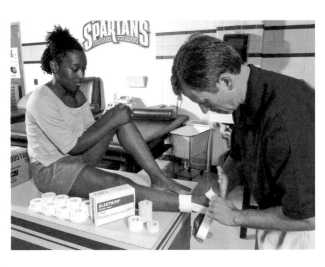

图1.14　踝关节贴扎期间，患者应集中注意力。注意观察患者坐下时踝关节是如何保持0°背屈的

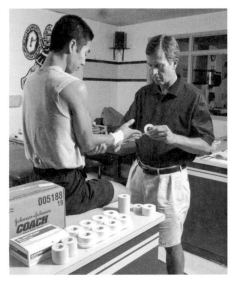

图1.15　腕关节贴扎期间，患者应集中注意力。注意观察运动防护师在贴扎患者的腕关节时，患者是如何稳定前臂的

贴布的使用与去除

下面是使用和去除贴布时应掌握的一些基本技能。

● *撕断贴布*。尽管撕断贴布看起来很简单，但这是你遇到的第一个挑战。练习这一技能通常会让人非常沮丧，尤其是指导人员禁止你使用牙齿时。要想成功撕断贴布，可将双手手指放在要撕断的位置并拢，然后分别向相反的方向迅速用力撕扯贴布［图1.18（a）］。当贴布起褶或折叠时，则其抗拉强度将大大增加，难以撕断。如果出现这种情况，你可将双手手指沿贴布的边缘移动到另一个位置，再进行尝试［图1.18（b）］。

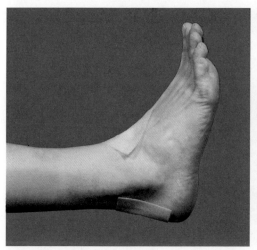

图 1.16　将摩擦垫放在骨凸出部位或容易受到贴布刺激的部位。在贴扎前，将这些贴布放在踝关节前后的肌腱上，以防止出现损伤

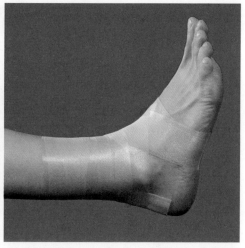

图 1.17　使用贴布前进行人工皮膜包扎。为了实现最佳的黏着效果，请将贴布直接贴在皮肤上。但对于某些患者来说，使用底层包扎物可以防止其皮肤因长时间与贴布接触而受到刺激或出现红斑

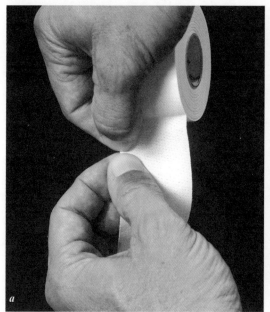

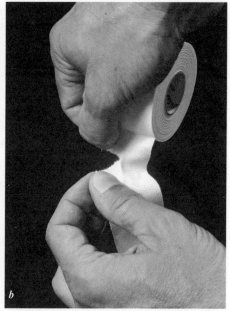

图 1.18　撕开贴布的方法：(a) 将双手手指并拢，接着向相反的方向迅速用力撕扯贴布；(b) 将贴布撕断。如果贴布呈卷曲状或已起褶，请将双手手指远离褶皱区并再次尝试。某些弹性贴布可以用手指撕断，但其他一些贴布则需要使用剪刀剪断

- *使用贴布*。贴扎的第一步是固定锚点（图 1.19）。使用贴布时，各条带与上一条带在贴布宽度的一半处重叠（图 1.20）。如果可以，用单个条带从四肢的远端向近端贴扎。避免将四肢周围的贴布不断地展开，因为这样做可能会使贴布产生褶皱，并影响受伤部位的血液循环。

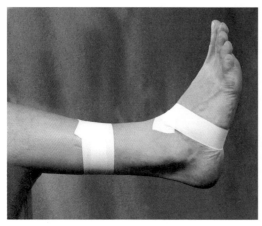

图1.19　大多数贴扎过程都从固定锚点开始，但在踝关节处固定锚点时，由于没有摩擦垫，踝关节肌腱周围可能会受到刺激

　　● *去除贴布*。运动防护师应在练习或比赛结束后，将患者身上所有的贴布都撕掉。用手术剪或市面上的贴布剪刀将骨凸出部位最少以及组织顺应性最好的区域的贴布剪掉（图1.21），一只手缓慢、轻轻地移动，将贴布撕掉，另一只手压紧皮肤（图1.22）。可以使用贴布清除剂轻松将贴布撕掉。应监测皮肤是否有切口、水泡或过敏反应症状，若有，则应对切口和水泡进行适当的清洁并敷药。如果患者的皮肤出现红斑，就需要使用另一种贴布对受伤部位进行处理。

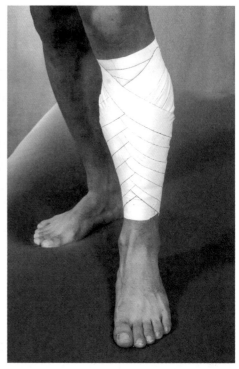

图1.20　小腿上贴布的重叠。注意观察各条带与上一条带是如何在贴布宽度的一半处重叠的。使用后将各条带撕掉，不得再次使用该贴布。重复使用非弹性贴布通常会导致贴布产生褶皱，并且可能会阻碍受伤部位的血液循环和正常的肌肉功能。通常情况下，可以再次使用弹性贴布和绷带

　　下面是一份有关基础能力的检查表，可以帮助教师和学员对有效进行损伤评估和贴扎所需的知识、技能和方法进行评估。

贴扎能力检查表

　1.　确定损伤机理。　　☐

　2.　确保身体部位清洁、已剃毛。　　☐

　3.　选择适当的贴布或包扎物。　　☐

　4.　患者及其身体部位保持正确的姿势。　　☐

　5.　正确进行适当的贴扎。　　☐

　6.　正确指示患者将贴布撕掉。　　☐

　7.　确保患者遵循相关的运动规则。　　☐

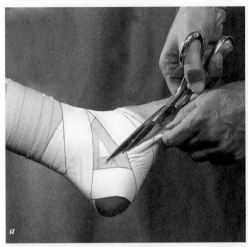

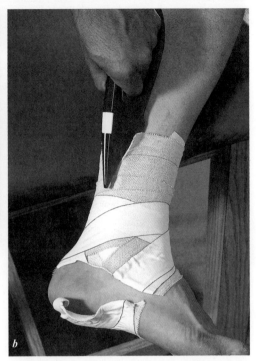

图1.21　（a）使用钝头的手术剪或贴布剪刀将贴布剪开；（b）将因身体部位的解剖学结构而容易松动的贴布剪掉

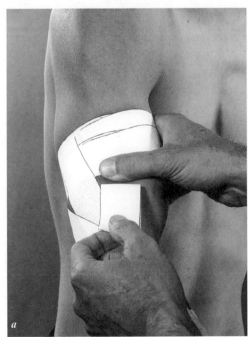

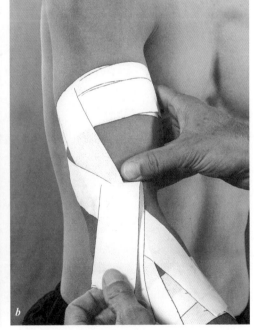

图1.22　将贴布适当地从皮肤上撕掉：（a）注意观察手是如何保护皮肤的；（b）按照与稳定皮肤相反的方向拉动贴布，慢慢将其撕掉

石膏和夹板的使用与去除

本节详细介绍了使用和去除玻璃纤维增强石膏和夹板的基本步骤和重要注意事项。

玻璃纤维增强石膏的使用

1. 根据病史、体格检查和影像学检查结果，确定应使用哪种类型的石膏。

2. 检查患肢，记录是否存在皮肤损伤、开放性伤口和肿胀。

    a. 如果受伤部位存在开放性伤口，则严禁使用石膏。

    b. 如果受伤部位仍然存在创伤后肿胀且受伤时间少于48小时，则严禁使用石膏。如果受伤发生在48小时之前，肿胀逐渐消失，并且患者能够抬高患肢，则可以使用石膏。必须检查筋膜室综合征的临床表现。

3. 检查并记录患肢和健肢的远端神经血管状态。

4. 用防护屏障盖住患者的衣服。

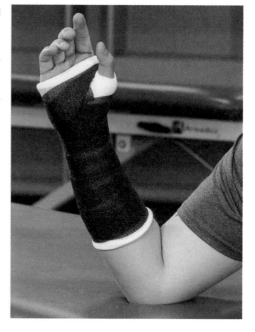

5. 确定需要的布袋量，可测量离要使用石膏覆盖的部位两端约4英寸处之间的距离。

6. 套上布袋，将要固定的关节置于功能性姿势。具体姿势如下。

    a. 肘关节：屈曲90°［图6.13（a）］。

    b. 腕关节：伸展30°［图7.22（a）］。

    c. 拇指：处于桡侧与掌侧最大外展位置的中间位置［图7.22（a）］。

    d. 手部：掌指关节屈曲约70°，指间关节尽可能伸展［图7.19（a）］。

    e. 膝关节：屈曲15°～30°。

    f. 踝关节：背屈0°［图2.33（a）］。

7. 抚平布袋上的所有褶皱。如有必要，剪掉屈肌表面的布袋。

8. 最好从离要使用石膏覆盖的部位远端约1英寸的位置开始使用石膏衬垫［图2.33（e）］。从远端到近端沿周向缠绕石膏衬垫，确保后一层与前一层重叠50%。这将形成两层石膏衬垫。在理想情况下，应形成两到三层石膏衬垫。石膏衬垫最好超出要使用石膏覆盖的部位近端约1英寸。

    a. 可以使用额外的衬垫来保护骨凸出部位（如尺骨茎突、鹰嘴、内踝和外踝等）。

    b. 在要使用石膏覆盖的部位近端和远端边缘使用额外的衬垫。

    c. 关节屈肌表面的衬垫过多，会增加皮肤受到刺激和皮肤破裂的风险。

　　　d. 衬垫过多会损害石膏固定受伤部位的能力。

9. 从要使用石膏覆盖的部位远端开始使用玻璃纤维增强石膏包裹石膏衬垫［图2.33（h）］。玻璃纤维增强石膏应从远端到近端沿周向滚动，后一层与前一层重叠50%。保持较小的均匀张力可以减少皮肤受到刺激、神经系统受损和血管受损的风险。

10. 使用两到三层玻璃纤维增强石膏后，确认关节始终保持功能性姿势。在需要时，可使用手掌和手腕根部来对玻璃纤维增强石膏进行塑形。进行塑形时切勿使用指尖，否则可能形成压力点，增加皮肤受到刺激和出现压疮的风险。

11. 在裹上最后一层玻璃纤维增强石膏之前，在前一层玻璃纤维增强石膏上将布袋回折。玻璃纤维增强石膏的最后一层应沿从远端到近端的方向缠绕。如有必要，对玻璃纤维增强的最后几层进行塑形。

12. 使用石膏固定之后，再次检查并记录患肢和健肢的远端神经血管状态。

▶ 视频1.1展示了玻璃纤维增强石膏的制备和使用。

玻璃纤维夹板的使用

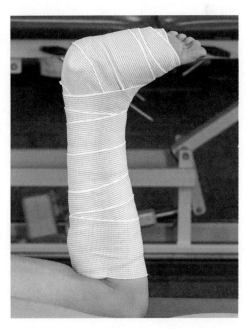

1. 根据病史、体格检查和影像学检查结果，确定应使用哪种类型的夹板。

2. 检查患肢，记录是否存在皮肤损伤、开放性伤口和肿胀。

3. 检查并记录患肢和健肢的远端神经血管状态。

4. 用防护屏障盖住患者的衣服。

5. 确定需要的布袋量，可测量离要使用夹板固定的部位两端约4英寸处之间的距离。

6. 套上布袋，将要固定的关节置于功能性姿势。具体姿势如下。

　　　a. 肘关节：屈曲90°　［图6.13（a）］。

　　　b. 腕关节：伸展30°　［图7.22（a）］。

　　　c. 拇指：处于桡侧与掌侧最大外展位置的中间位置［图7.22（a）］。

　　　d. 手部：掌指关节屈曲约70°，指间关节尽可能伸展［图7.19（a）］。

　　　e. 膝关节：屈曲15°～30°。

　　　f. 踝关节：背屈0°　［图2.32（a）］。

7. 抚平布袋上的所有褶皱。如有必要，剪掉屈肌表面的布袋。

8. 最好从离要使用夹板固定的部位远端约 1 英寸的位置开始使用石膏衬垫［图 2.32（d）］。从远端到近端沿周向缠绕石膏衬垫，确保后一层与前一层重叠 50%。这将形成两层石膏衬垫。在理想情况下，应形成两到三层石膏衬垫。石膏衬垫最好超出要使用夹板固定的部位近端约 1 英寸。

　　a. 可以使用额外的衬垫来保护骨凸出部位（如尺骨茎突、鹰嘴、内踝和外踝等）。

　　b. 在要使用夹板固定的部位近端和远端边缘使用额外的衬垫。

　　c. 关节屈肌表面的衬垫过多，会增加皮肤受到刺激和皮肤破裂的风险。

　　d. 衬垫过多会损害夹板固定受伤部位的能力。

9. 可使用健肢测量用夹板固定的部位的长度。将测量所得的长度增加 1～2 英寸，以适应因模制和变干而导致的夹板收缩。

10. 将玻璃纤维增强石膏伸展至所需长度，以制备玻璃纤维夹板，这会形成夹板的第一层。折回玻璃纤维增强石膏以形成第二层。重复此过程，直到夹板达到所需的厚度。厚度取决于患者的体形、患肢和夹板所需的强度。针对普通成年患者的指导原则如下。

　　a. 上肢夹板应有 6～10 层。

　　b. 下肢夹板应有 12～15 层。

　　c. 请注意，虽然增加层数会增加夹板的强度，但也会使夹板变得更大、更重，还会增加热损伤风险。

11. 将整个夹板浸入温度为室温的水中。让水淹没夹板，直到鼓泡停止。取出夹板，迅速挤出夹板中多余的水分，然后将夹板放在坚硬表面上的一次性底垫的不吸水蓝色面上。抚平夹板，确保其没有褶皱或气穴。

12. 将夹板放在石膏衬垫上，然后用手掌和手腕根部对夹板进行塑形［图 2.32（f）］。进行塑形时切勿使用指尖，否则可能形成压力点，增加皮肤受到刺激和出现压疮的风险。对夹板进行塑形时，请注意确保关节保持功能性姿势。

13. 在玻璃纤维夹板上方回折布袋和石膏衬垫。用弹性绷带从远端至近端缠绕，将夹板固定到位。后一层与前一层重叠 50% 可以提供均匀的压力，并确保夹板保持在正确的位置。弹性绷带重叠面积超过 50% 会导致局部区域压力过大，增加皮肤受刺激、神经系统受损、血管受损或热损伤的风险。弹性绷带重叠面积小于 50% 会降低夹板的稳定性。

14. 使用夹板固定受伤部位之后，再次检查并记录患肢和健肢的远端神经血管状态。

▶ 视频 1.2 展示了玻璃纤维夹板的制备和使用。

　　最好使用铸锯［图 1.23（a）］去除石膏，因为它具有专为切割硬化玻璃纤维增强石膏和传统石膏而设计的摆动锯片。尽管摆动锯片可能破坏受伤部位的软组织，但与使用旋转锯片相比，软组织受伤的风险要低得多。摆动锯片在切割硬化石膏材料时，会产生大量热量，可能灼伤患者。

　　在布袋与皮肤之间插入塑料切割保护装置，并使用适当的切割技术，可以降低软组织受伤的风险。切割硬化玻璃纤维增强石膏时，最好使用如下所述的"向上、移动和向下"技术。

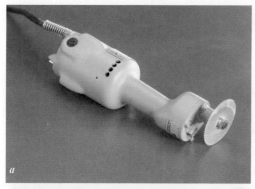
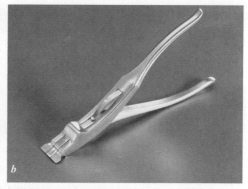

图1.23 去除石膏所需的工具：（a）铸锯；（b）石膏拆除钳；（c）绷带剪

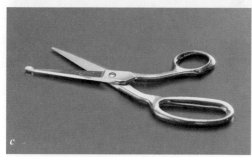

1. 保持锯片垂直于石膏［图1.24（a）］，施加轻微的向下压力，直到阻力突然减小，这表明锯片已切穿石膏。

2. 向上提升铸锯以取出锯片。一旦锯片脱离石膏，则将铸锯移动至相邻的石膏部分。

3. 再次施加轻微的向下压力，直到锯片切穿石膏。

4. 沿石膏的长度方向重复此过程。

5. 抵制沿石膏的长度方向"拉"或"推"锯片的诱惑，因为这样做会大大增加软组织受伤的风险。

沿石膏的长度方向进行纵向切割，然后在对侧进行类似的切割，从而去除石膏。两次切割都完成后，可以使用石膏拆除钳［图1.23（b）和图1.24（b）］分离两部分石膏，以便使用绷带剪［图1.23（c）和图1.24（c）］沿底层的石膏衬垫和布袋的长度方向进行剪切。

▶ 视频1.3展示了去除石膏的过程。

去除夹板的方法是先取下固定夹板的弹性绷带，再去除刚性夹板。去除刚性夹板时，一定要支撑住患者受伤的肢体，以最大限度地减少可能危害已愈合伤口的任何类型的运动或压力。用绷带剪沿石膏衬垫和布袋的长度方向进行剪切，然后将其去除。

下页提供了一份有关基础能力的检查表，可以帮助教师和学员对有效进行损伤评估和石膏固定或夹板固定所需的知识、技能和方法进行评估。

本章介绍的原理为后面几章讨论的治疗内容奠定了基础。祝你在心理运动技能训练中好运！

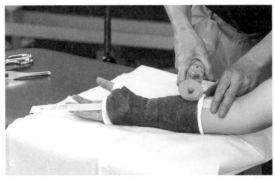

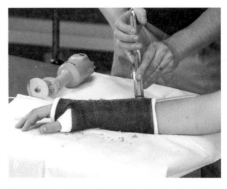

图1.24　（a）保持锯片垂直于石膏；（b）使用石膏拆除钳分离石膏；（c）用绷带剪剪切底层的石膏衬垫和布袋

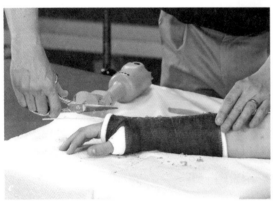

石膏固定与夹板固定能力检查表

1. 确定损伤机理。　☐

2. 确保身体部位干净，没有开放性伤口。　☐

3. 检查远端神经血管状态。　☐

4. 选择合适的夹板或石膏。　☐

5. 患者及其身体部位保持正确的姿势。　☐

6. 采用合适的夹板固定或石膏固定方法，或组合方法。　☐

7. 再次检查远端神经血管状态。　☐

8. 向患者告知表明可以去除夹板或石膏的体征和症状。　☐

9. 正确指导患者如何去除夹板或如何寻求帮助以去除石膏。　☐

第2章

足部、踝关节与小腿

足部是骨头、韧带和肌肉的复杂组合体。足部的26块骨头构成了一些重要的关节。距骨和跟骨构成了距下关节，跟骨与骰骨以及距骨与足舟骨的结合形成了跗中关节。5块跖骨的基部和跗骨构成了跗跖（TMT）关节，而跖骨和趾骨头则构成了跖趾（MP）关节。

各脚趾包含趾间关节——其中踇趾仅有一个趾间关节，近端趾间（PIP）关节和远端趾间（DIP）关节位于其余4个脚趾。足部的关节有多个小韧带。

足部骨骼还形成了两个足弓。第一个足弓为纵弓，沿足部的内侧缘出现。纵弓很显著（高）的患者为高弓足，而纵弓扁平的患者则为扁平足。第二个足弓由第五跖骨头形成，为横弓。

足部包含4个肌肉层，称为内附肌。最浅的一层为足底筋膜，可维持足部的纵弓。中间和外侧的足底神经负责支配内附肌。这些神经延续到跖骨头之间的脚趾，为趾间神经，是患者的常见刺激点。

远端胫骨和腓骨与距骨的构成的关节被称为距小腿关节，构成了踝关节。踝关节和足部通过距小腿关节、距下关节和跗中关节的组合实现运动。踝关节背屈和跖屈［图2.1（a）］主要通过距小腿关节实现；内翻和外翻［图2.1（b）］主要通过距下关节实现。足外展和内收通过跗中关节实现。旋前指踝关节背屈、外翻和足外展的组合（在不承重的情况下）；旋后指踝关节跖屈、内翻和足内收的组合（在不承重的情况下）。

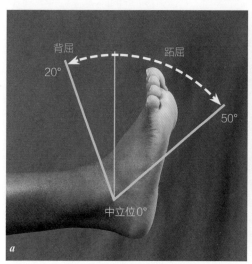
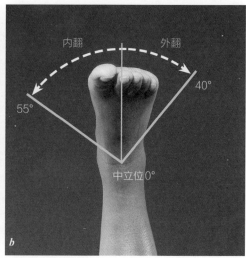

图2.1 （a）踝关节背屈和跖屈活动范围；（b）踝关节内翻和外翻活动范围

一些韧带可提高踝关节的稳定性。在外侧，距腓前韧带、跟腓韧带以及距腓后韧带会阻止踝关节过度内翻。宽大的三角韧带——4种韧带的组合——稳定了踝关节的内侧，并阻止其过度外翻。

脚趾和踝关节上的外附肌的起点位于小腿。前侧肌肉——胫骨前肌、姆长伸肌、趾长伸肌和第三腓骨肌——能够使踝关节背屈和趾伸展。侧面肌肉由腓骨长肌和腓骨短肌组成，能够使足外翻。深层后内侧肌肉包括胫骨后肌、姆长屈肌和趾长屈肌，能够使踝关节内翻和趾屈曲。跖屈源自腓肠肌、比目鱼肌、跖肌。腓肠肌和比目鱼肌与跟骨结合形成跟腱。腓肠肌和跖肌的起点在膝关节上，但比目鱼肌的起点在小腿上。该区别在膝关节伸展运动的讨论中很重要。

踝关节包含几个支持带，支持带在外附肌穿过踝关节并进入足部时，将外附肌的肌腱固定在小腿上。使用贴布缓解外胫夹的不适时，伸肌支持带非常有用。

足部、踝关节和小腿的关键触诊标志

外侧面
▶ 距腓前韧带
▶ 跟腓韧带
▶ 距腓后韧带
▶ 第五跖骨
▶ 外踝

内侧面
▶ 三角韧带
▶ 纵弓
▶ 内踝

前面
▶ 胫腓前韧带

后面
▶ 跟腱
▶ 腓肠肌
▶ 比目鱼肌

跖面
▶ 足底筋膜
▶ 横弓
▶ 跟骨
▶ 籽骨

背侧面
▶ 第一跖趾关节

踝关节扭伤

体力活动会给足部和踝关节施加很大的压力，导致这些部位极易受伤。踝关节扭伤是最常见的一种受伤情况。

踝关节扭伤源于过度内翻或外翻。由于踝关节的骨骼和韧带的结构，过度内翻导致的扭伤更常见。三角韧带复合体的4个韧带比3个侧向韧带更强壮，腓骨形成的榫眼的延伸范围大于胫骨形成的榫眼的延伸范围。这些因素限制了踝关节外翻，使得踝关节内翻扭伤的发生概率更高。一种不太常见的扭伤类型是"高踝扭伤"，它涉及胫腓前韧带和骨间膜的损伤。这种损伤的机理是踝关节被迫背屈和旋外。可以使用贴布、护具、步行靴或3种物品相结合的方式来固定已扭伤的踝关节。

▶ 视频2.1展示了3种减少肿胀的做法：（1）使用一条弹性绷带施加压力；（2）使用一条弹性绷带固定冰袋；（3）使用一条弹性绷带和一个马蹄垫。

闭锁式编篮贴扎

　　进行闭锁式编篮贴扎（图2.2）时，首先固定锚点，并进行连续互锁马镫形和马蹄形贴扎。在踝关节的内侧或外侧用一根或多根锁跟贴扎条带完成贴扎。在踝关节内翻扭伤的情况下，从小腿的内侧开始进行马镫形贴扎，并将贴布拉向外侧。在踝关节外翻扭伤的情况下，从小腿的外侧开始进行马镫形贴扎，并将贴布拉向内侧。注意，在身体呈解剖学姿势（如直立姿势等）时使用马蹄形和马镫形贴扎。

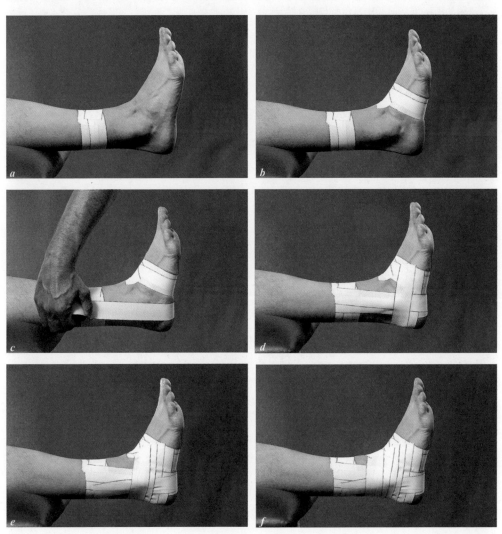

图2.2　踝关节的闭锁式编篮贴扎。患者保持踝关节0°背屈。为了便于说明，这些照片未显示摩擦垫。（a）～（b）在小腿远端及足部做环状固定锚点贴扎，足部锚点可能会引起紧压感和不适感，因此可以根据实际情况选用其中一种方法；（c）为了防止踝关节内翻扭伤，从小腿的内侧开始进行马镫形贴扎，并经足跟下向小腿的外侧拉贴布，目的是防止踝关节外翻扭伤时，拉贴布的方向相反，即从小腿外侧至小腿内侧；（d）在水平方向上从足部的内侧向外侧做马蹄形贴扎，然后以编织的方式再做一次马镫形贴扎；（e）～（f）继续该过程，直至做3次马镫形贴扎

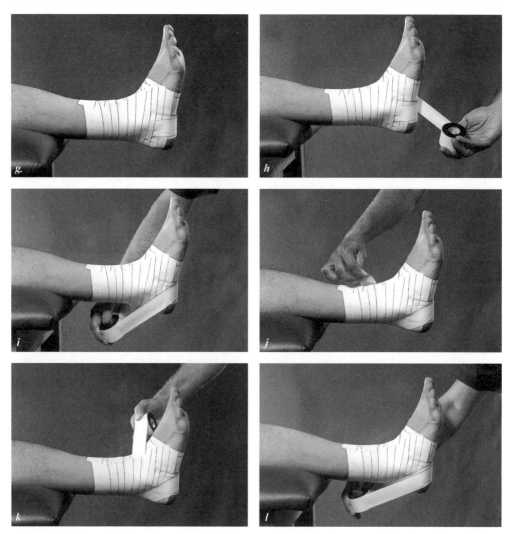

图2.2 （续）（g）用水平贴扎将小腿包住；（h）～（j）在踝关节的内侧和外侧进行锁跟贴扎，一次贴扎一侧，此处显示了从踝关节的内侧开始贴扎，要注意观察图中是如何通过向上拉贴布进行外侧锁跟贴扎的；（k）～（n）更高级的8字形贴扎，要注意观察图中是如何通过向上拉贴布进行外侧锁跟贴扎的，以及如何通过向下拉贴布进行内侧锁跟贴扎的

▶ 视频2.2展示了踝关节的闭锁式编篮贴扎。

　　需要注意的是，使用这种贴扎方法时最常见的错误就是足部周围的锚点固定带绑得太紧。由于足部在支撑身体重量时会展开，因此，远端极度收缩可能导致患者极不舒服。锚点应尽可能靠近踝关节。对于需要更高的灵巧性的患者来说，甚至可以忽略这一道贴扎。

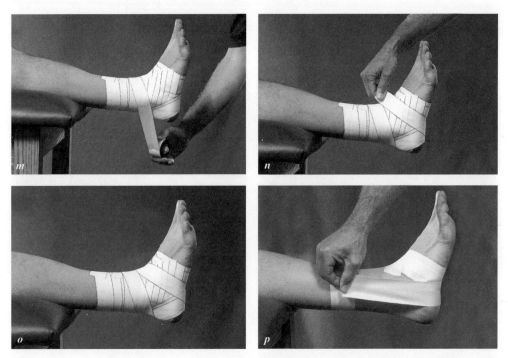

图2.2 （续）（o）踝关节的最终固定，不紧压足部的远端；（p）进行闭锁式编篮贴扎前，可以使用2～3英寸的Moleskin贴布进行马镫形贴扎

贴扎变化与替代方案

购买大卷的可以剪成72英寸长的布包。将布包与少量的白色贴布相结合能够为贴扎提供足够的工具（图2.3）。虽然布包没有非弹性贴布那么好，但它可以作为非弹性贴布的一种合理、便宜的替代选项。对于运动防护学员，布包是练习复杂的8字形和锁跟贴扎方法的最佳选择，而且无须浪费昂贵的贴布。布包可以单独使用，也可以以非弹性贴布结合使用。

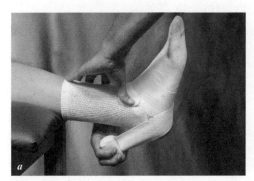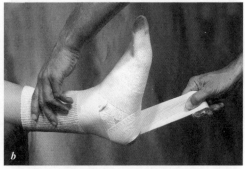

图2.3 使用便宜（虽然效果不是很好）的布包和非弹性贴布是闭锁式编篮贴扎的替代方案。穿上袜子进行贴扎，踝关节处于0°背屈。（a）～（b）使用8字形贴扎方法，在足跟外侧，向上进行锁跟贴扎，在足跟内侧，向下进行锁跟贴扎

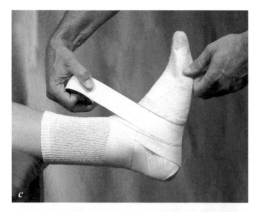

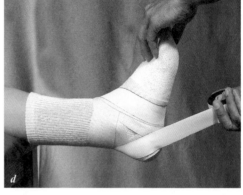

图2.3（续）（c）～（e）在布包外面使用非弹性贴布进行贴扎

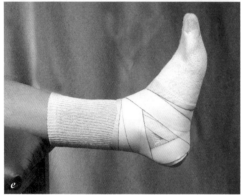

也可以结合使用Moleskin贴布（图2.2）（或非弹性贴布）和弹性贴布（图2.4）进行闭锁式编篮贴扎。对于希望获得某些保护，但不要求通过全部以白色贴布贴扎来获得更多支撑的患者来说，可以使用该替代方案。

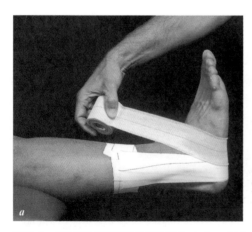

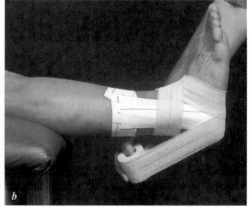

图2.4　非弹性贴布和弹性贴布的组合：（a）～（b）先使用非弹性贴布进行马镫形贴扎，再使用弹性贴布进行8字形和锁跟贴扎

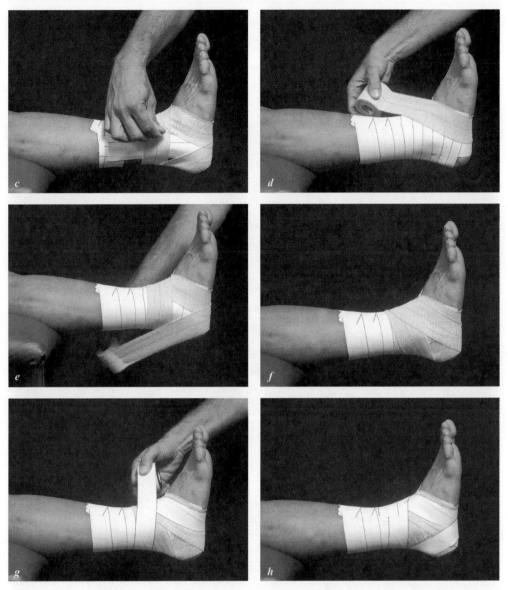

图2.4 （续）（c）弹性贴布向上绕到固定锚点处，然后可以使用非弹性贴布重复进行8字形和锁跟贴扎（图中未展示）；（d）～（f）另一种方式为先使用非弹性贴布进行马镫形和马蹄形贴扎，然后使用弹性贴布进行8字形和锁跟贴扎；（g）～（h）使用弹性贴布完成贴扎，或使用非弹性贴布重复进行8字形和锁跟贴扎（图中未展示）

开放式编篮贴扎

　　本贴扎方法可对急性损伤的踝关节进行支撑和加压。开放式编篮贴扎（图2.5）虽然与闭锁式编篮贴扎类似，但不会覆盖脚的背部。在某些情况下，可以用弹性绷带将贴布盖住，以便更好地实现加压效果。告知患者在晚上将弹性绷带撕掉，但不要将贴布撕下。

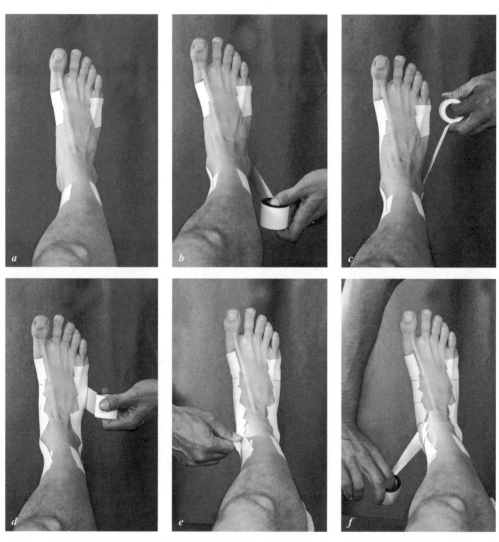

图2.5　用于对急性损伤的踝关节进行支撑和加压的开放式编篮贴扎：（a）在近端和远端做固定锚点贴扎，但在小腿前面和足背面不进行任何贴扎；（b）对于内翻扭伤，从小腿的内侧向外侧拉动贴布做马镫形贴扎；（c）按照与闭锁式编篮贴扎类似的方式进行马蹄形贴扎，特别注意在小腿前面和足背面不进行任何贴扎；（d）~（e）反复做马镫形和马蹄形贴扎，将足距面和小腿后面完全包住；对（f）足跟内侧和（g）足跟外侧进行锁跟贴扎

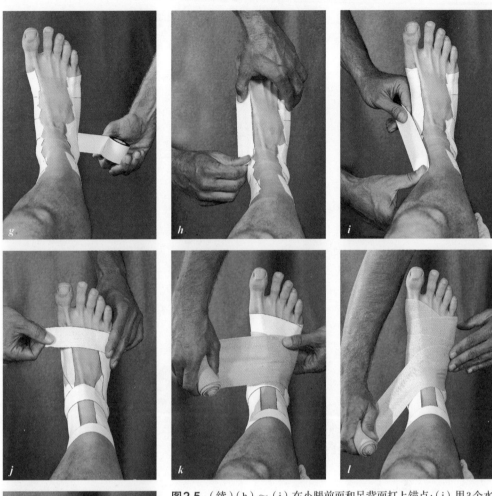

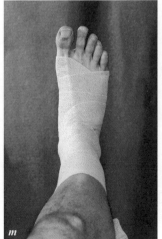

图2.5（续）（h）～（i）在小腿前面和足背面打上锚点；（j）用3个水平条带紧固贴布（图中未完全展示），应告知患者，如果踝关节明显肿胀，导致疼痛，将这些水平条带撕掉；（k）～（m）利用弹性绷带紧固贴布，为急性损伤的踝关节提供更多压力。应告知患者在敷冰块时以及在睡觉时将弹性绷带拆除

▶ 视频 2.3 展示了针对急性损伤的踝关节的开放式编篮贴扎。

使用开放式编篮贴扎来保护急性损伤的踝关节时，还应为患者提供合适的拐杖。合适的拐杖：拐杖与地面的接触点在足部外侧和前方6英寸的位置，并且腋窝和拐杖腋垫的间距约为3根手指宽。使用拐杖时，患者的肘关节应屈曲20°～30°，并且患者应该用手部承受大部分重量，而非腋窝（图2.6）。

踝关节护具

踝关节护具（图2.7）已经成为广受欢迎的踝关节贴扎的替代品，尤其是在没有临床医师指导的情况下。这些商用产品也可以为贴扎提供补充。它们通常在穿上袜子的情况下使用，并且多用于侧向支撑，以实现加固。

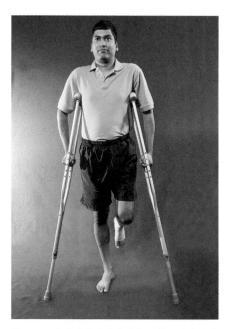

图2.6　防痛步态患者应配备拐杖。患者应该用手部承受大部分的重量，而不是腋窝

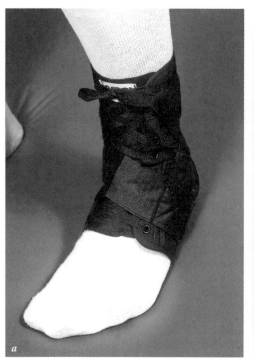
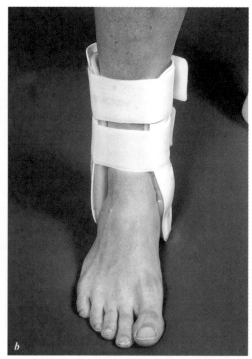

图2.7　（a）～（b）市面上的踝关节护具可作为贴扎替代品。护具可以让足部正常跖屈和背屈，同时限制过度内翻和外翻

步行靴

步行靴有助于将脚踝固定为中立解剖学姿势。与对急性损伤的踝关节进行贴扎和包扎相比，步行靴的刚性特征可以提供更多的保护。步行靴提供的支撑力可以让患者早日负重，这有助于抵消不利影响，如因不负重而导致的肌肉萎缩等。步行靴可以减少胫腓前韧带的负荷，对治疗"高踝扭伤"特别有用。市面上既有将脚踝保持在中立位的不可调节步行靴（图2.8），也有允许临床医师调节活动范围的可调节步行靴（图2.9）。可调节步行靴有利于患者逐渐增大活动范围，可帮助患者从借助步行靴行走过渡至正常行走。

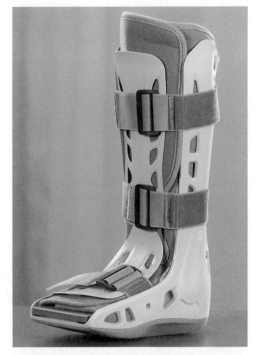

图2.8 市面上的不可调节步行靴

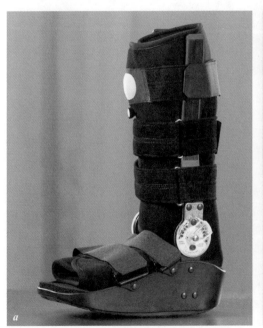
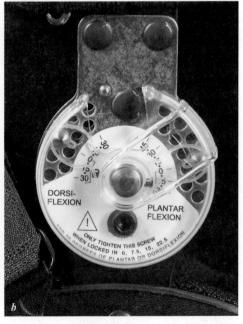

图2.9 （a）市面上的可调节步行靴；（b）可调节步行靴上用于调节活动范围的转盘

踝关节运动治疗

踝关节运动治疗能恢复或保持踝关节正常的柔韧性、力量和平衡性。踝关节无法正常背屈通常会导致踝关节扭伤。正在从损伤中恢复的患者应对踝关节肌肉进行拉伸，并特别注意拉伸腓肠肌和比目鱼肌。

图2.10展示了腓肠肌和比目鱼肌的拉伸。由于腓肠肌起点在股骨，因此患者拉伸腓肠肌时，膝关节应完全伸展。然后患者应屈曲膝关节。膝关节屈曲时，腓肠肌会缩短，从而单独拉伸起点位于胫骨和腓骨的比目鱼肌。使用一个楔形板可以更有效地拉伸肌肉。患者可以手动拉伸其余的踝关节肌肉。对于本书所述的所有运动治疗方案，临床医师应指导患者进行静态拉伸——保持静止10～15秒。

患者可使用弹力管对踝关节周围的主要肌群进行强化训练。患者对抗弹力管的阻力，进行简单的内翻、外翻、跖屈和背屈（图2.11）。这种踝关节强化训练与拉伸训练类似。患者进行跖屈时，膝关节可以伸展和屈曲，以分别锻炼腓肠肌和比目鱼肌。对于本书中所有的强化训练，建议患者完成3组，

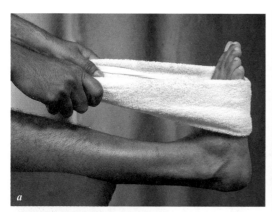

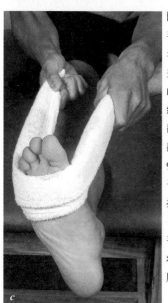

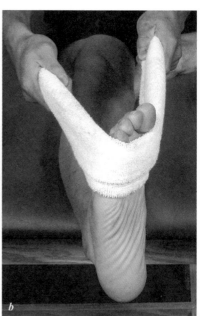

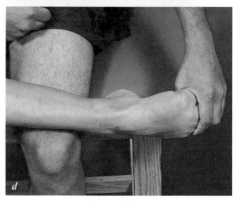

图2.10 （a）借助毛巾拉伸腓肠肌：患者主动背屈踝关节，并使用毛巾提高拉伸的程度。该拉伸还应结合（b）踝关节内翻和（c）踝关节外翻。让膝关节屈曲90°，小腿悬垂在桌子外，重复上述3种拉伸，以单独拉伸比目鱼肌。（d）患者用手将踝关节移至跖屈状态，对踝关节前侧肌肉进行拉伸

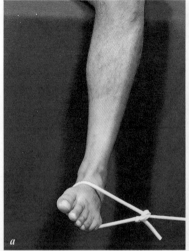
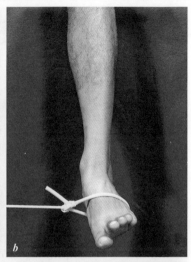

图2.11　借助弹力管进行踝关节强化训练。使踝关节（a）内翻、（b）外翻、（c）跖屈以及（d）背屈，对抗弹力管的阻力。（e）重复踝关节跖屈，同时膝关节屈曲90°，以单独强化比目鱼肌

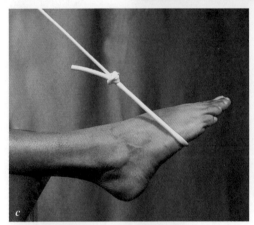
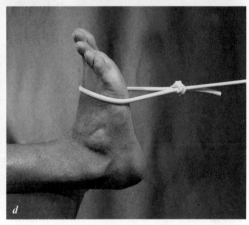
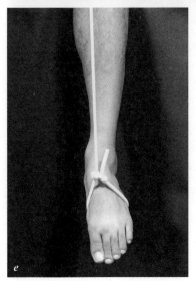

每组至少重复10次，并将阻力调整至其耐受范围内。参考文献中列出了更系统的渐进式抗阻训练方案。

踝关节受伤通常会影响患者的平衡性和本体感受。上述问题可以使用平衡设备来解决，也可以让患者单腿平衡站立，睁开眼睛，然后闭上眼睛［图2.12（a）～（b）］来进行平衡和本体感受缺陷治疗。患者闭上眼时，临床医师可从不同方向随机轻推其肩部［图2.12（c）～（d）］，以提高训练的难度。

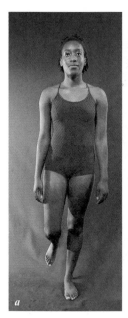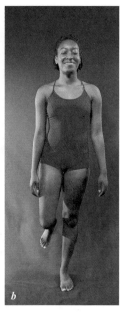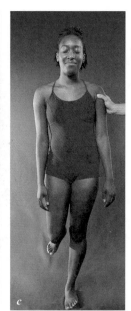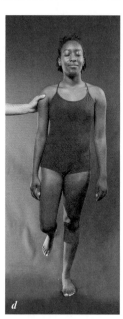

图2.12　踝关节的本体感受训练：患者首先（a）单腿平衡站立，睁开眼睛，然后（b）闭上眼睛；（c）～（d）临床医师从一个未知的方向轻轻推动患者的肩部，以提高训练的难度。患者要想保持平衡，必须收缩腿部肌肉

跟腱拉伤与跟腱炎

跑步和跳跃会导致腓肠肌和比目鱼肌与足跟之间的连接体——跟腱承受很大的压力。跟腱拉伤与跟腱炎是常见的运动损伤。年龄较大的患者以及不经常进行体力活动的患者甚至偶尔会出现跟腱完全断裂的情况。

腓肠肌和比目鱼肌的急性过度拉伸或用力收缩会导致跟腱拉伤。跟腱炎是一种过度使用损伤，通常由患者过于频繁地用力跑跳导致。对于跟腱拉伤与跟腱炎，临床医师应使用贴布限制踝关节过度背屈，以缓解患者的不适。

跟腱断裂（III度拉伤）

跟腱断裂在中年男性中最常见，起因包括直接创伤、跖屈足被迫背屈，或者因膝关节伸展和踝关节跖屈而产生的强大推力等。这种损伤通常发生在诸如篮球和始于爆发性动作的短跑等运动中。大多数患者的跟腱会完全撕裂，一些患者的跟腱会部分撕裂。

可以使用短腿石膏（图2.13）来固定足部和踝关节，让踝关节处于跖屈姿势，保守治疗8～12周；但是与手术治疗相比，使用这种治疗方法再次发生跟腱断裂的概率更高。一些研究表明，尽早进行康复治疗有助于患者机能的恢复。

跟腱贴扎

确定导致跟腱不适的背屈程度。患者应略微跖屈，并在贴扎过程中保持这一姿势。应在小腿和足部周围进行固定锚点贴扎，还要使用贴布限制背屈（图2.14）。弹性贴布是最好的材料，因为其能够保证背屈不会突然被限制。还可以通过在两只鞋子中插入1/4英寸高的鞋跟增高垫来对贴扎进行补充。使用鞋跟增高垫时，临床医师应指导患者定期进行拉伸训练，以防止跟腱的自适应收缩。

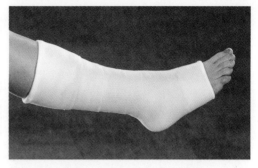

图2.13 让踝关节保持跖屈姿势的短腿石膏

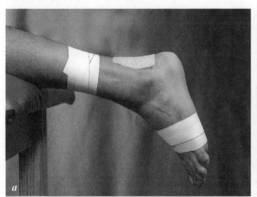

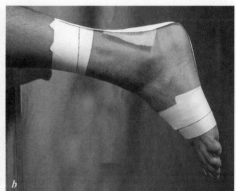

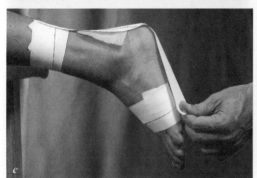

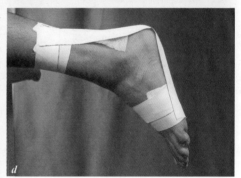

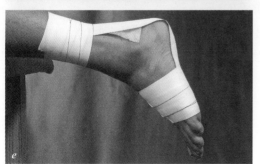

图2.14 限制背屈的贴扎可以防止跟腱拉伤与跟腱炎。确定所需的背屈限制程度，以及相应的踝关节位置。（a）在近端和远端打上锚点，使用一块摩擦垫对跟腱加以保护；（b）～（d）用3条贴布在踝关节处做X形贴扎，以限制背屈；（e）进行近端和远端固定

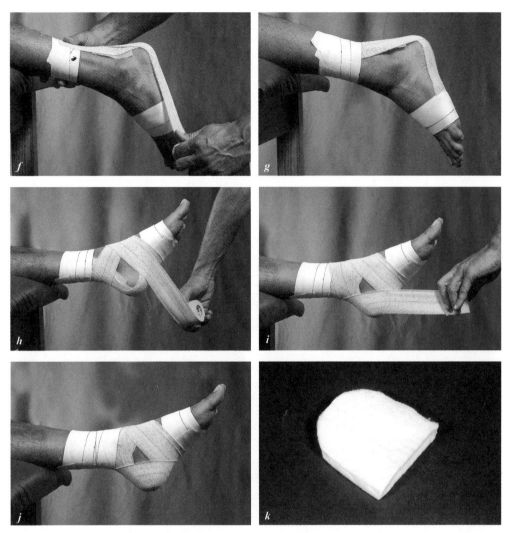

图2.14（续）（f）～（g）通过使用弹性贴布限制背屈来改变贴扎方式，这样会使关节终末感更柔软；（h）～（j）使用弹性贴布进行8字形和锁跟贴扎，以此进行紧固；（k）使用鞋跟增高垫对贴扎进行补充。在患者的两只鞋中都放入鞋跟增高垫，以免双腿长度不一

▶ 视频2.4展示了通过限制背屈来支撑拉伤跟腱的贴扎过程。

如果足部和踝关节需要进行全范围的活动和具有极高的敏捷性（如在腓肠肌拉伤后），尤其是在不平整的表面上运动时，可以使用弹性肌内效贴布（图2.15）。

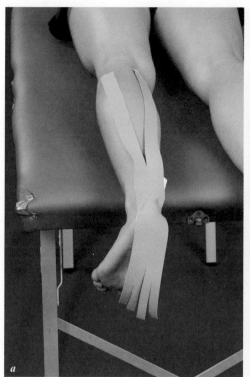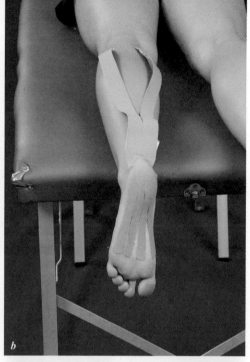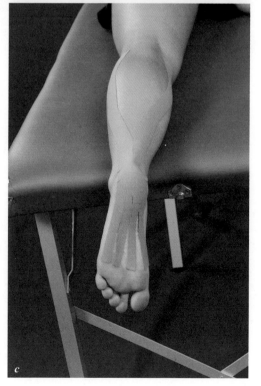

图2.15　出现腓肠肌拉伤、跟腱炎或足弓问题时肌内效贴布的使用。（a）患者俯卧同时足部背屈，且远离桌面。测量从小腿表面近端到足弓远端（跖骨头）的长度，然后剪切等长的贴布。将贴布一端剪切成4个扇形条，放在足弓位置；将贴布另一端剪成Y形条，放在小腿位置。（b）把贴布的背面撕开，贴在足跟处，然后经过足弓向跖骨底拉伸贴布至其具有最大张力。摩擦贴布，激活粘胶。（c）牢牢固定足跟处的贴布，让腓肠肌近端和远端的贴布具有较小的张力（15% ～ 25%）

▶ 视频2.5展示了出现腓肠肌拉伤、跟腱炎或足弓问题时肌内效贴布的使用方法。

跟腱运动治疗

患者需要拉伸和强化腓肠肌和比目鱼肌时，也可以使用踝关节的运动治疗方案（图2.10和图2.11）。

足弓拉伤与足底筋膜炎

经常进行体力活动的高足弓人群易拉伤足弓，从而导致足底筋膜炎。过度跑跳也会导致足弓拉伤。此外，跑步，尤其是对足部的持续压力也可能导致足底筋膜炎。结构不佳以及不太合脚的运动鞋也会导致这些损伤。一些患者通过使用市面上的护具（图2.16）来缓解与足底筋膜炎有关的疼痛。

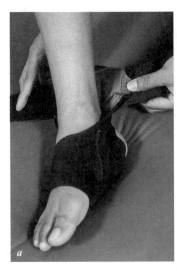
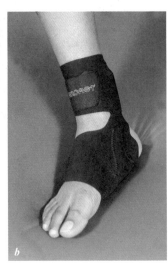

图2.16 （a）～（b）使用市面上的护具有助于缓解与足底筋膜炎有关的疼痛

足弓贴扎

采用简单贴扎（图2.17）或更加复杂的X形足弓贴扎（图2.18）可对纵弓提供支撑。简单贴扎即在足部简单地做3～4道环绕贴扎。X形足弓贴扎指在距骨头周围做固点锚点贴扎，然后做数道起于锚点、绕过足跟后回到锚点的重叠贴扎。

▶ 视频2.6展示了支撑纵弓的简单贴扎和X形足弓贴扎过程。

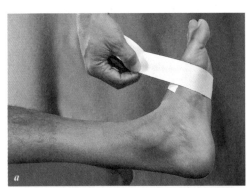
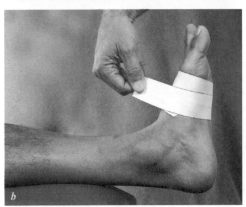
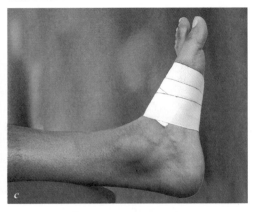

图2.17 支撑纵弓的简单贴扎：（a）～（b）从足背面开始贴扎，然后将贴布拉至侧面，最终将纵弓提起；（c）通常3～4道环绕贴扎就足以为纵弓提供支撑

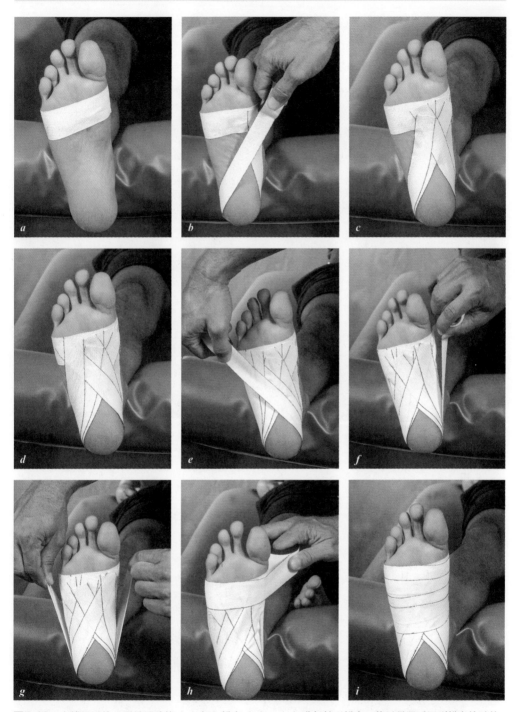

图2.18　支撑纵弓的X形足弓贴扎:(a)打上锚点;(b)~(c)进行始于锚点、绕过足跟后回到锚点的贴扎,(d)先从足底的内侧向外侧进行贴扎,(e)~(f)再从足底的外侧向内侧进行重叠贴扎;(g)从踝关节的外侧锚点到内侧锚点做一道马蹄形贴扎;(h)~(i)用贴布做环绕贴扎,与图2.17展示的简单贴扎类似

使用纵弓垫可让贴扎更有效（图2.19）。

要想让贴扎持续的时间更长且对足弓的支撑程度更高，可采用刚性贴布贴扎（图2.20）。刚性贴布贴扎可以持续几天，并且在运动期间不需要重复进行贴扎。进行足弓的刚性贴布贴扎无须在足部使用底层包扎物，因此其对穿较紧或较窄鞋子的患者、日常使用矫形鞋垫的患者或赤脚锻炼的患者来说尤其有益。

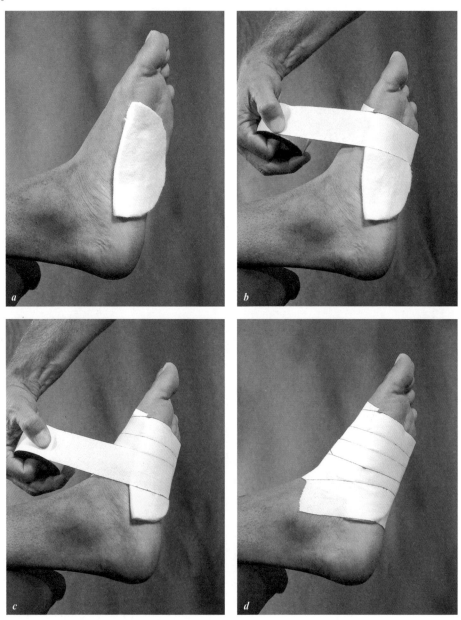

图2.19 （a）将软垫材料制成的纵弓垫用于纵弓高（高弓足）的患者；（b）～（d）采用图2.17展示的简单贴扎方法将纵弓垫固定在足底

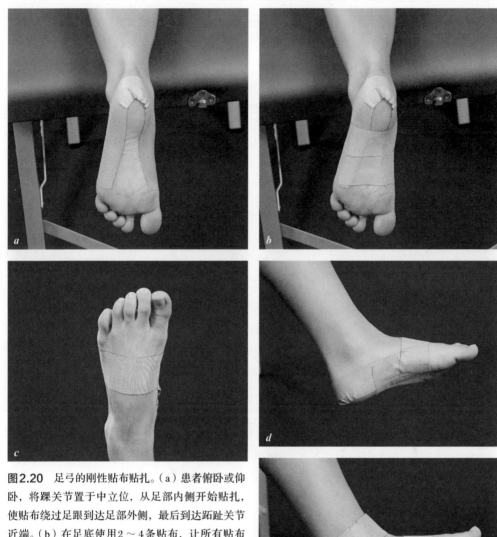

图2.20 足弓的刚性贴布贴扎。(a)患者俯卧或仰卧，将踝关节置于中立位，从足部内侧开始贴扎，使贴布绕过足跟到达足部外侧，最后到达跖趾关节近端。(b)在足底使用2～4条贴布，让所有贴布始于足部外侧，覆盖足弓下面，止于足部内侧。第1条贴布紧靠跖骨头，后续几条逐渐向后，略微重叠。足跟底部不贴扎。(c)在足背面进行紧固，确保脚趾能够伸展，并且贴布不会限制脚趾的运动。(d)展示了最终效果。(e)展示了包含一道踝关节马镫形贴扎的足弓贴扎的变体

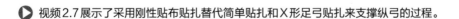 视频2.7展示了采用刚性贴布贴扎替代简单贴扎和X形足弓贴扎来支撑纵弓的过程。

纵弓运动治疗

柔韧性运动治疗应包括腓肠肌和比目鱼肌的拉伸（图2.10）。患者可以通过过度伸展脚趾的方式来拉伸足底筋膜（图2.21）。

患者进行足弓强化时，可以将重点放在足部的内附肌上。用脚趾捡石子以及屈曲脚趾并用脚趾在地面上拖动毛巾（图2.22）等方式都可锻炼这些肌肉。

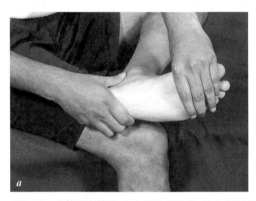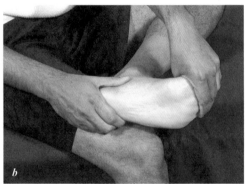

图2.21　拉伸足底筋膜：（a）抓住前脚掌；（b）伸展脚趾

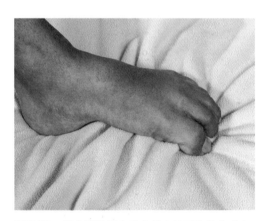

图2.22　屈曲脚趾抓住毛巾并在地面上拖动毛巾，可强化支撑足弓的肌肉。随着肌肉越来越强壮，可增加毛巾的重量，以提供更多阻力

莫顿神经瘤

当两块跖骨头间的趾间神经发炎时，会出现莫顿神经瘤，其也被称为跖间神经瘤。它最常见于第三和第四跖骨之间的神经，也可能见于其他趾间神经。其损伤机理包括横弓扁平或运动鞋质量差。

横弓贴扎

虽然仅使用贴布就可以对这种伤病提供足够的支撑保护，但也可将贴布与横弓垫结合使用，从而为横弓提供支撑。可使用市面上的流线型支撑垫或用衬垫材料制成的横弓垫，并将其同贴布一起固定在足底（图2.23）。若想彻底解决趾间神经瘤的问题，可能需要更加明确的、专业的医学治疗。

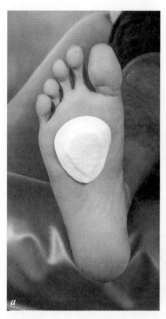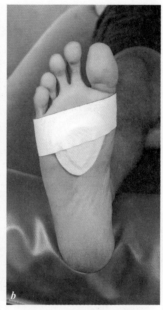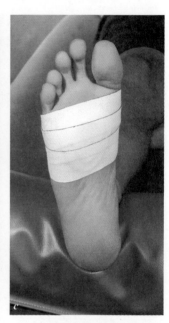

图2.23　（a）使用市面上的流线型支垫或用衬垫材料制成的横弓垫；（b）～（c）使用贴布将横弓垫固定在足底。贴布不要贴得太紧，以免在承重活动期间限制正常的足部伸展

横弓运动治疗

纵弓运动治疗（图2.21和图2.22）对这种伤病可能也有好处。

跨趾扭伤

跨趾扭伤也称草皮趾，可能会导致残疾。跨趾扭伤通常是由第一跖趾关节过度屈曲或过度伸展引起的。在人工草坪上进行比赛的患者出现该操作的概率较高，因为其鞋与地面的摩擦力较大。

籽骨炎

籽骨是在肌腱内发育的小骨。足部的趾短屈肌肌腱内有两块籽骨。这些骨有助于抬起第一跖骨，增加肌腱的力臂，协助第一跖趾关节进行跖屈。

籽骨炎是骨骼和肌腱的炎症，是由跑步等活动中的重复性动作引起的。这种情况在经常进行体力活动且具有高足弓、马蹄足的年轻人中更为普遍。

疼痛通常是籽骨炎的早期症状，并且患者通常先采取保守治疗。治疗方法可能包括支撑性跨趾贴扎，在更严重的情况下，患者可能使用步行靴固定踇趾位置并减轻承重。

踇趾贴扎

确定踇趾过度屈曲或过度伸展是否会导致患者不适（图2.24）。首先在足中段以及踇趾周围打上锚点，然后根据损伤机理，沿足背面进行纵向贴扎，以防止踇趾过度屈曲，或沿足跖面进行贴扎，以防止踇趾过度伸展（图2.25）。在某些情况下，足跖面和足背面可能都需要贴扎。一些患者可能首选弹性贴布进行贴扎，同时以改良的跖骨棒为补充（图2.26），跖骨棒可以将压力分散到第二至第五跖趾关节，从而减轻第一跖趾关节的负荷。患者也可以购买钢板垫片（图2.27）与贴布一起使用。

▶ 视频2.8展示了如何确定踇趾扭伤是源于过度伸展还是过度屈曲，以及如何限制这些动作以保护扭伤的踇趾。

踇趾运动治疗

针对踇趾进行纵弓的拉伸和强化训练（图2.21和图2.22），有助于患者从损伤中恢复过来。

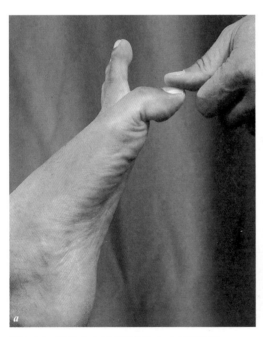
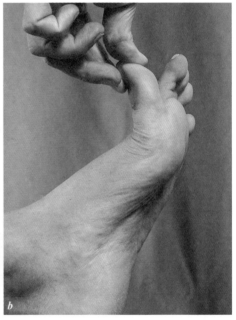

图2.24 踇趾（a）过度屈曲和（b）过度伸展

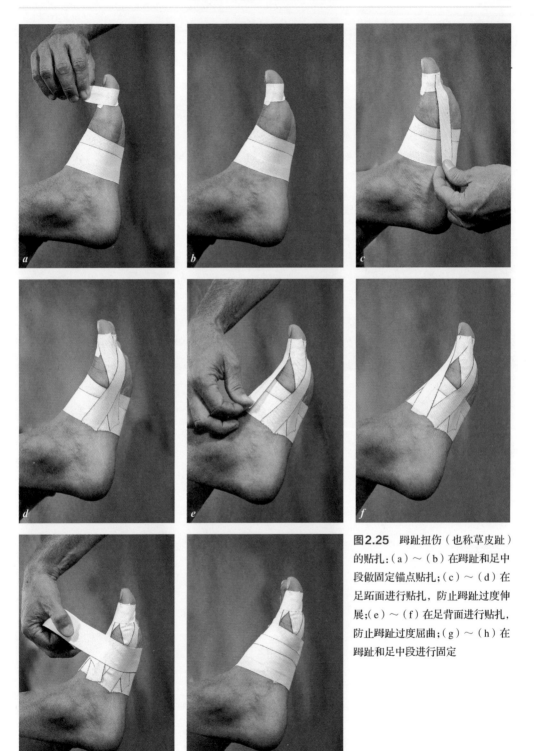

图2.25　蹈趾扭伤（也称草皮趾）的贴扎：（a）～（b）在蹈趾和足中段做固定锚点贴扎；（c）～（d）在足跖面进行贴扎，防止蹈趾过度伸展；（e）～（f）在足背面进行贴扎，防止蹈趾过度屈曲；（g）～（h）在蹈趾和足中段进行固定

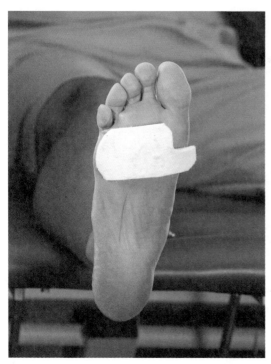

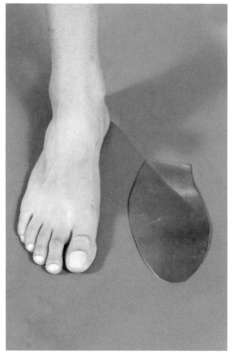

图2.26 使用改良的跖骨棒减轻第一跖趾关节的负荷

图2.27 使用钢板垫片限制跗趾的屈曲和伸展，为跗趾提供更多支撑

足跟挫伤

　　较厚的脂肪垫为足距面上的跟骨提供了保护。尽管如此，足跟挫伤仍会导致疼痛，甚至导致经常进行体力活动的人丧失活动能力。急性创伤或慢性压力都可能导致足跟挫伤。鞋子不合适也有可能导致足跟挫伤。

足跟挫伤贴扎

　　图2.28展示了足跟挫伤的贴扎。可以采用编篮贴扎，将保护垫固定在足跟。

▶ 视频2.9展示了通过贴扎来支撑和保护挫伤足跟的过程。

外胫夹

　　外胫夹是各种原因引起的小腿疼痛的俗称，如足弓拉伤、肌腱炎、筋膜室综合征、胫骨或腓骨的应力性骨折等。若要确定受伤原因和机理，请咨询有经验的临床医师。

足弓拉伤

　　纵弓的拉伤或塌陷会导致足跗骨伸展。伸肌支持带将前侧肌腱与小腿相连，扁平足会导致此处产生过大的压力，使得患者的小腿远端疼痛。

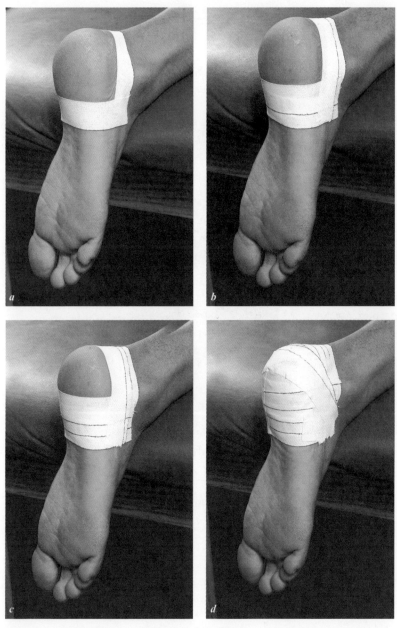

图 2.28 足跟挫伤的贴扎。可限制足跟的脂肪垫移动，或将保护垫固定在足跟。（a）在足跟的后面和下面打上锚点；（b）～（c）以编篮的方式重叠贴布；（d）直至贴布完全覆盖足跟

肌腱炎

肌腱炎可能会出现在穿过踝关节的任何肌腱中，但最易出现在胫骨后肌肌腱中。不平整的地面或坡面会让踝关节连续外翻，长时间在上面跑步很可能导致肌腱炎。踝关节过度内翻也有可能导致肌腱炎。

筋膜室综合征

小腿的胫骨、腓骨以及浅筋膜形成了筋膜室，腓深神经、静脉和动脉会穿过筋膜室。前侧肌肉肿胀时，会形成慢性前筋膜室综合征，导致小腿疼痛和麻木，并且这种感觉会一直延伸到足部。

应力性骨折

胫骨或腓骨的应力性骨折是指骨膜受到破坏，通常发生在长时间跑步的患者身上。贴扎对缓解应力性骨折的相关症状没有任何帮助。要缓解这些症状，患者通常需要休息6周。

外胫夹贴扎

在外胫夹的治疗中，通常需要根据具体情况采用不同的贴扎方法。小腿疼痛的修复方法有几种：纵弓塌陷导致的疼痛可采用通过简单的足弓贴扎结合在小腿远端做两三道环绕贴扎来支撑伸肌支持带的方法（图2.29）；用于限制外翻的闭锁式编篮贴扎有助于缓解胫背后肌肌腱炎；还有报告称，可以通过加压贴扎的方式缓解疼痛，而不需要固定相关肌肉组织（图2.30）。但是，没有哪一种贴扎方法可以缓解筋膜室综合征或应力性骨折的相关症状。

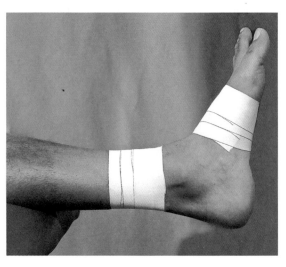

图2.29　足弓变弱或塌陷导致的外胫夹的贴扎。该贴扎方法将简单的足弓贴扎与踝关节支持带的加固相结合。支持带有助于固定小腿的前侧肌腱

▶ 视频2.10展示了通过对小腿前侧进行贴扎来缓解外胫夹相关症状的过程。

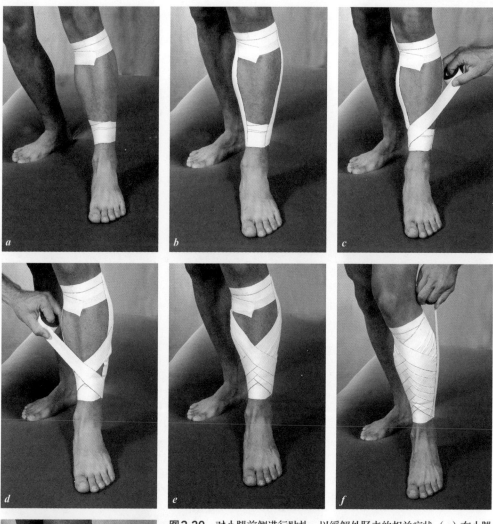

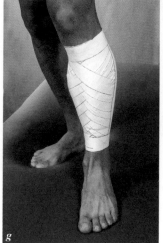

图2.30　对小腿前侧进行贴扎，以缓解外胫夹的相关症状：（a）在小腿远端和近端打上锚点；（b）在小腿内侧和外侧打上锚点；（c）～（d）沿斜向使用贴布，将贴布从内侧拉向外侧，再将贴布从外侧拉向内侧；（e）重叠贴扎，直至贴布完全覆盖小腿前侧；（f）在小腿内侧和外侧进行固定；（g）完成贴扎

足部矫形

矫形可以治疗本章所述的多种损伤。图 2.31 展示了可以轻松模制并送往制造厂进行制造的矫形器械；其他矫形器械则要求使用石膏模型。选择足部矫形器械时要慎重，因为矫形器械价格较高。建议请有经验的临床医师对足部和下肢生物力学进行仔细评估，然后推荐合适的足部矫形器械。可通过多种方法对矫形器械进行模制和制造。

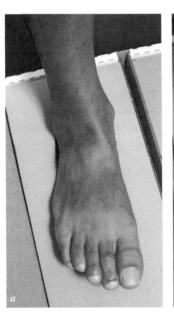
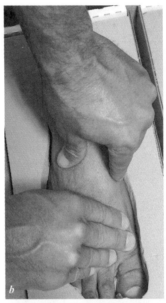
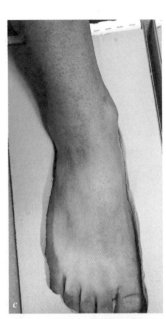
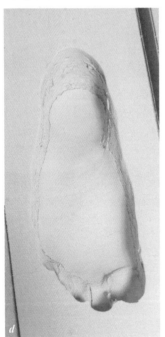
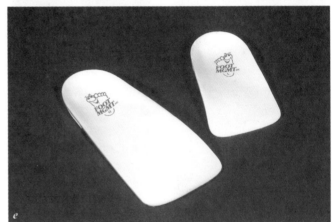

图 2.31 用泡沫压印制作矫形器械：（a）患者将足跟压入泡沫的底部；（b）运动防护师将患者的前脚掌和脚趾压入泡沫的底部；（c）～（d）制成整只脚的压印；将压印送往制造厂进行（e）矫形器械的制造

足部与踝关节骨折

下面讨论足部与踝关节骨折的相关细节，以及对这些类型的骨折进行固定的方法。

第五跖骨骨折

第五跖骨骨折是最常见的足部骨折，占所有跖骨骨折的45％～70％。第五跖骨骨折通常发生在年轻男性中，由体力活动和体育运动所致。根据骨折发生的位置的不同，第五跖骨骨折按从近端到远端的顺序可分为撕脱性骨折、琼斯骨折和中轴骨折（或应力性骨折）3种类型。

撕脱性骨折发生在接近腓骨短肌肌腱止点的第五跖骨底部。引起第五跖骨撕脱性骨折的急性损伤机理包括从高处摔下或足部固定时扭动脚踝，从而导致腓骨短肌肌腱拉紧。琼斯骨折发生在第五跖骨底部附近，骨干与干骺端之间。琼斯骨折的常见急性损伤机理是足部跖屈和重心外移的同时，在第五跖骨上施加垂直或朝向中外侧的力。中轴骨折（或应力性骨折）源于运动量突然加大、重复性动作以及在体力活动中骨骼长期超负荷。

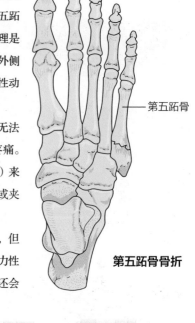

第五跖骨

第五跖骨骨折

发生急性损伤时，患者通常会抱怨第五跖骨周围疼痛以及无法承重。患者足部可能肿胀和变色，触诊跖骨时，患者常感觉疼痛。临床医师通常根据《渥太华踝关节准则》（Ottawa Ankle Rules）来确定是否需要进行影像学检查。通常先采用保守治疗，用石膏或夹板固定足部。只有当骨移位超过3～4毫米时才考虑手术治疗。

中轴骨折（或应力性骨折）患者最初仅在活动时感到疼痛，但是病情可能发展为活动停止后仍感到疼痛。如果中轴骨折（或应力性骨折）一直未得到治疗，并且患者继续进行负重活动，患者可能还会出现足部肿胀和变色症状。减少活动并进行固定，通常是中轴骨折（或应力性骨折）的初期治疗方法。

踝关节骨折

内踝和外踝均可能发生骨折，而外踝骨折的发生率更高。后踝骨折也可能发生，其被称为胫骨远端后缘骨折。踝关节骨折的损伤机理是被迫的内翻–旋内（外踝）或外翻–旋外（内踝）组合运动。这些骨折发生时往往会损伤韧带，因此，治疗方法的选择通常取决于关节的不稳定程度。

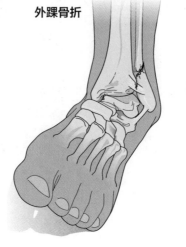

外踝骨折

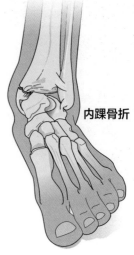

内踝骨折

稳定的外踝骨折通常采用石膏固定方法保守治疗6～8周，患者在3周内不承重，然后逐渐增加承重。内踝骨折常伴有三角韧带损伤，并可能涉及外踝或后踝骨折。未移位的内踝骨折也可以通过延伸至膝盖的短腿石膏进行保守治疗。石膏的使用应能提供充分的旋转控制，以确保在愈合过程中骨折部位能够正确对齐。

足部与踝关节骨折的固定方法

足部与踝关节骨折的固定可以通过夹板或石膏来进行，如后腿夹板（图2.32）、非承重型短腿石膏（图2.33）和承重型短腿石膏（图2.34）等。

▶ 视频2.11展示了后腿夹板的使用方法。

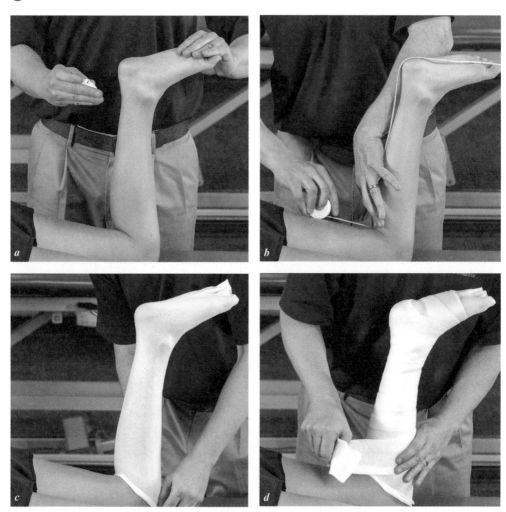

图2.32 对足部与踝关节进行后腿夹板固定：（a）将足部与踝关节置于功能性姿势，即背屈0°；（b）测量从距距骨头4英寸处到距腘窝底部4英寸处的距离，以确定所需的布袋量；（c）套上布袋；（d）从距骨头开始，从远端到近端沿周向缠绕石膏衬垫，直至到达腘窝底部

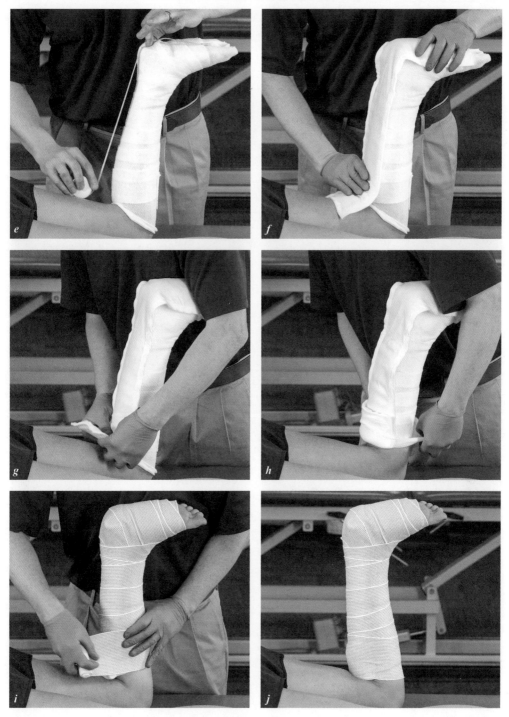

图2.32 （续）（e）测量从跖骨头到腘窝底部的距离，以确定后腿夹板的长度；（f）从跖骨头开始，将后腿夹板抵在足跖面和小腿后侧；（g）折叠腘窝底部多余的夹板材料；（h）折叠夹板两端多余的布袋和石膏衬垫；（i）从远端开始，用弹性绷带固定夹板；（j）完成后腿夹板固定

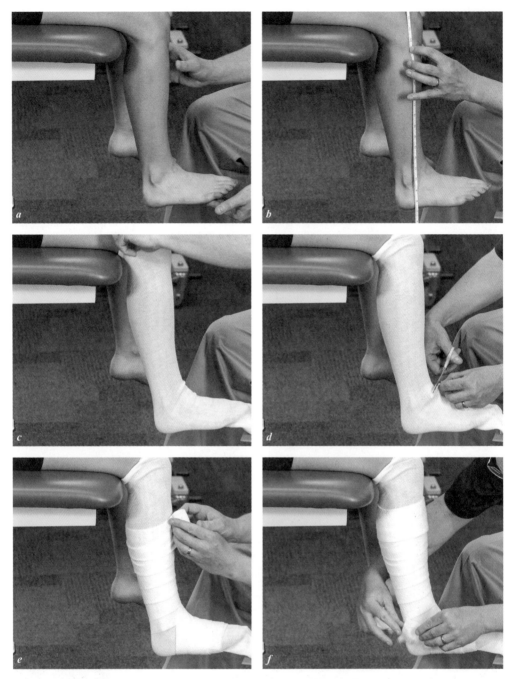

图 2.33 对足部和踝关节进行非承重型短腿石膏固定:(a) 将足部与踝关节置于功能性姿势,即背屈 0°；(b) 测量从距跖骨头 4 英寸处到距胫骨结节 4 英寸处的距离,以确定所需的布袋量;(c) 套上布袋;(d) 在踝关节前侧的布袋上剪一个缝,以消除褶皱;(e) 从距骨头开始,从远端向近端沿周向缠绕石膏衬垫,后一层与前一层重叠 50%,直至到达胫骨结节,此时请勿覆盖足跟;(f) 使用更多的衬垫来保护踝关节

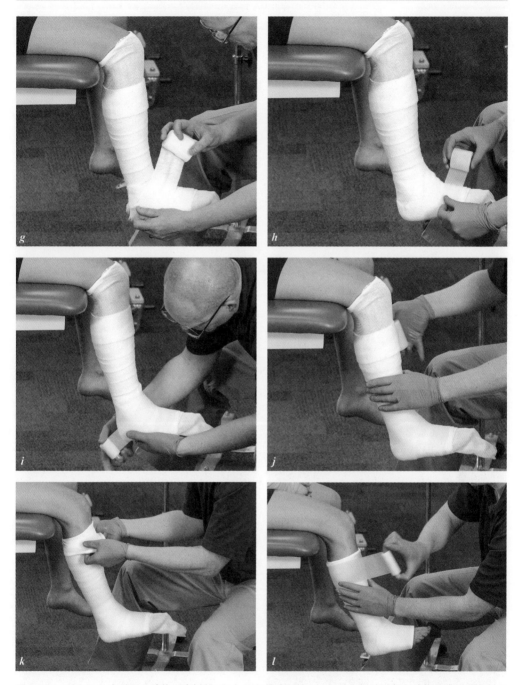

图2.33 （续）（g）在足跟上缠绕石膏衬垫；（h）从跖骨头开始，从远端向近端沿周向缠绕玻璃纤维增强石膏，后一层与前一层重叠50%；（i）首先用玻璃纤维增强石膏缠绕足部与踝关节，（j）然后缠绕小腿；（k）折叠多余的布袋，并（l）用玻璃纤维增强石膏固定布袋的末端

▶ 视频2.12展示了非承重型短腿石膏的使用方法。

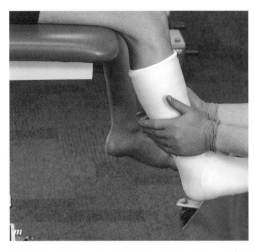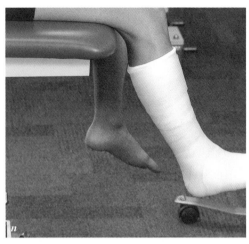

图2.33（续）（m）在需要时可使用手掌和手腕根部来对石膏材料进行塑性；（n）完成非承重型短腿石膏固定

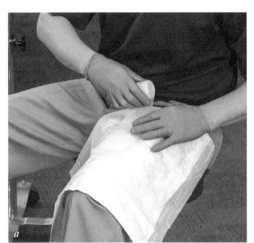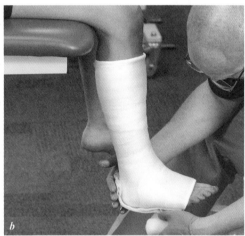

图2.34 要制作承重型短腿石膏，需要在足底与足跟使用额外的玻璃纤维增强石膏进行加固：（a）折叠玻璃纤维增强石膏，得到4～6层的厚度；（b）用一层玻璃纤维增强石膏将其余的玻璃纤维增强石膏固定到位；（c）确保患者穿上石膏鞋，以保护石膏

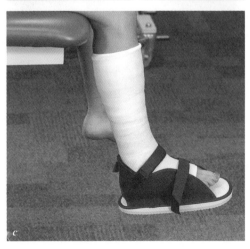

▶ 视频2.13展示了承重型短腿石膏的使用方法。

　　对于急性损伤，将采用夹板固定方法，直到创伤后肿胀消除并且所有开放性伤口均已愈合。临床医师将根据患者骨折的位置、骨折部位对齐情况以及已发生的骨折愈合量，确定患者应使用非承重型短腿石膏还是承重型短腿石膏。

第**3**章

膝关节

股骨远端与胫骨近端构成了膝关节。胫骨和腓骨近端也构成了一个关节，与膝关节运动相比，该关节与踝关节内翻和外翻的相关性更高。髌骨在股骨髁间窝中的滑动形成了髌股关节，该区域是膝关节正常工作的关键。

膝关节运动包括屈曲和伸展（图3.1）。膝关节是一个不完全的铰链式关节，在屈曲过程中，胫骨旋内；在伸展过程中，胫骨旋外。

一些韧带负责稳定膝关节，比如，内侧副韧带，也称胫侧副韧带，通过阻止过大的外翻移位来支撑膝关节的内侧；外侧副韧带，也称腓侧副韧带，通过阻止过大的内翻移位来支撑膝关节的外侧。

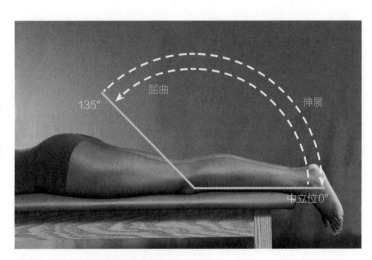

图3.1 膝关节屈曲和伸展活动范围

前后交叉韧带在膝关节内部交叉。前交叉韧带阻止胫骨从股骨处向前移动；后交叉韧带阻止胫骨从股骨处向后移动。由于前后交叉韧带阻止了旋转失稳，因此前后交叉韧带损伤通常会导致前外侧或前内侧旋转失稳。

胫骨外侧髁向前滑动时，会出现前外侧旋转失稳；胫骨内侧髁向前滑动时，会出现前内侧旋转失稳。上述旋转失稳均会导致经常进行体力活动的人群受伤。

关节内软骨（半月板）加深了关节窝，并对胫骨和腓骨的关节面进行保护。内侧半月板呈椭圆形，紧紧地附着在胫骨和内侧副韧带上。相比之下，外侧半月板要更圆，并且其移动也更加自由。外侧半月板未附着在外侧副韧带上。半月板损伤是很严重的问题，因为作为无血管的软骨，它很难真正痊愈。

膝关节通过强大的股四头肌的收缩来实现伸展。股四头肌包括股直肌、股内侧肌、股中间肌以及股外侧肌。股内侧肌附着在髌骨的内侧缘，通常称为股内侧斜肌。股四头肌肌腱附着在髌骨上；该肌腱穿过髌骨上方和周围，并作为髌腱附着在胫骨上。在患者进行接触性运动时，这些肌肉可能会遭受挫伤。

腘绳肌能够使膝关节屈曲。腘绳肌包括半腱肌、半膜肌以及股二头肌，这些肌肉在短跑运动中都可能拉伤。

膝关节周围有一些滑囊，其作用是减少其上覆盖的肌腱所产生的摩擦。这些滑囊包括髌上滑囊、髌前滑囊和深层与表层髌下滑囊。髌上滑囊直接连通膝关节囊，该滑囊中积液过多表明膝关节严重肿胀。髌前滑囊挫伤的可能性较高，因为其位于膝关节前面。

膝关节的关键触诊标志

内侧	外侧	前面	后面
▶ 内侧副韧带	▶ 外侧副韧带	▶ 股四头肌肌腱	▶ 腘窝
▶ 内侧关节线	▶ 外侧关节线	▶ 髌骨	▶ 股二头肌肌腱
▶ 内侧半月板	▶ 外侧半月板	▶ 髌腱	▶ 半腱肌肌腱
			▶ 半膜肌肌腱

侧副韧带与交叉韧带损伤

膝关节的相对失稳极易导致侧副韧带与交叉韧带拉伤。过大的外翻力和内翻力分别会导致内侧副韧带和外侧副韧带拉伤。外侧副韧带较少受伤是因为对侧肢体保护了膝关节，防止其受内翻力的影响。作用在膝关节外侧的外力会导致外翻应力，通常会影响前交叉韧带、内侧半月板以及内侧副韧带，临床医师将这种典型的损伤称为"恐怖三联征"。

非接触性损伤机理通常会导致交叉韧带，尤其是前交叉韧带的单一损伤。患者变换运动方向，或从体育器械上下来时，突然减速可能会导致前交叉韧带的断裂。先前施加在胫骨背侧的外力也会导致前交叉韧带受伤，如同在膝关节前侧施加的力会导致后交叉韧带受伤一样。

膝关节扭伤的贴扎

图3.2展示了如何对侧副韧带与交叉韧带进行贴扎。在患者足跟下面放一个脚垫，使其膝关节微屈。不要在足跟下放贴布卷，因为足跟的压力会导致贴布损坏！同踝关节贴扎一样，最好直接在剃毛后的皮肤上贴扎，并尽可能少用底层包扎物。建议使用弹性贴布。首先在膝关节上、下方进行固定锚点贴扎，然后按照X形贴扎方式将连续互锁的贴布贴在内侧副韧带和外侧副韧带上。对于交叉韧带损伤的患者，可使用一系列的外侧和内侧螺旋形贴扎，以便加强前侧、后侧和旋转固定。

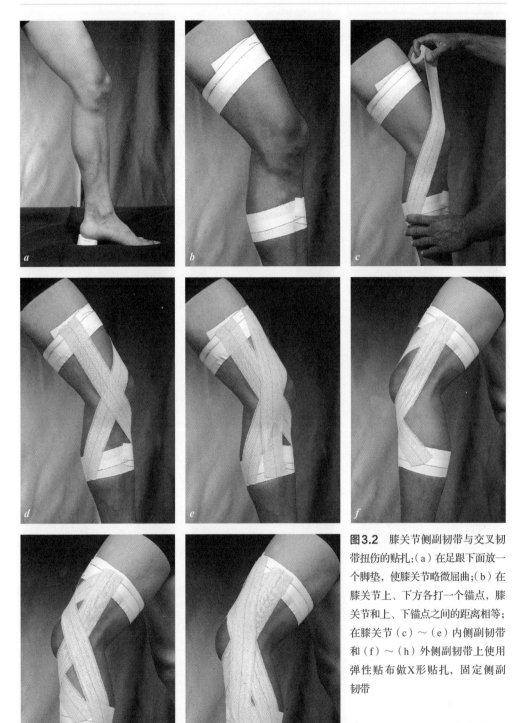

图3.2　膝关节侧副韧带与交叉韧带扭伤的贴扎:(a)在足跟下面放一个脚垫,使膝关节略微屈曲;(b)在膝关节上、下方各打一个锚点,膝关节和上、下锚点之间的距离相等;在膝关节(c)~(e)内侧副韧带和(f)~(h)外侧副韧带上使用弹性贴布做X形贴扎,固定侧副韧带

▶ 视频3.1展示了侧副韧带和交叉韧带扭伤的贴扎过程。

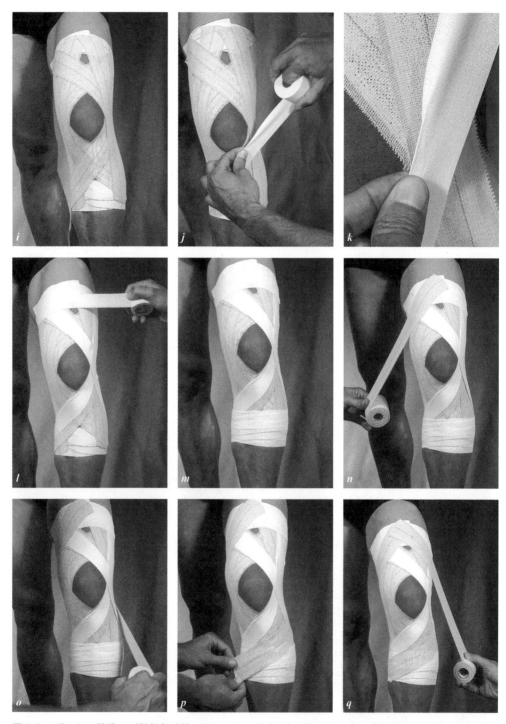

图3.2 （续）（ i ）髌骨上不做任何贴扎；（ j ）～（ k ）在希望加强保护的一侧，用边缘被折叠的白色贴布做
X形贴扎，以对前面使用的弹性贴布进行加固；（ l ）～（ m ）在膝关节上、下方对侧副韧带的贴扎进行加固；
（ n ）～（ s ）对于通常由前交叉韧带引起的旋转失稳，还应使用两条弹性贴布进行加固，这两条弹性贴布均起
于大腿前侧，分别从膝关节内侧和外侧绕至膝关节后侧，最终止于小腿

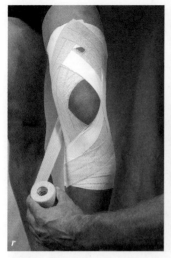
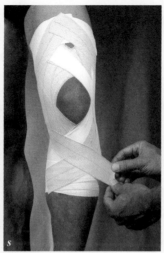
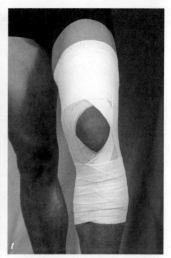

图3.2（续）（t）将大腿和小腿用弹性贴布包住，完成贴扎

膝关节扭伤运动治疗

要想安全、高效地运动，股四头肌和腘绳肌必须具备足够的力量和柔韧性。图3.3展示了这些肌群的静态拉伸训练。

用弹力管进行开链训练（图3.4），可以锻炼患者的股四头肌。

图3.5展示了用于膝关节渐进式抗阻训练的设备。

通过闭链姿势进行负重训练，能够增强患者的力量和功能性能力。上台阶训练（图3.6）和深蹲训练（图3.7）是简单但有效的闭链训练方式。

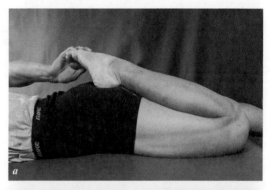
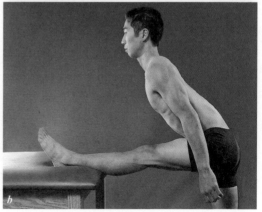

图3.3（a）患者俯卧，屈曲膝关节，进行股四头肌拉伸；（b）屈曲髋关节，同时保持膝关节伸展，拉伸腘绳肌，注意观察患者是如何保持背部直立以确保最大限度拉伸腘绳肌的

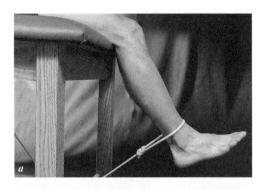

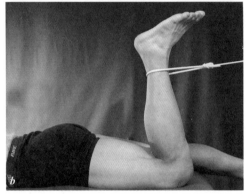

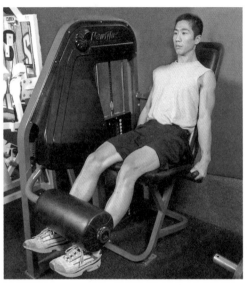

图3.4 （a）坐姿，通过膝关节抗阻伸展来锻炼股四头肌；（b）俯卧，通过膝关节抗阻屈曲来锻炼腘绳肌

图3.5 使用市面上的抗阻训练设备锻炼股四头肌和腘绳肌

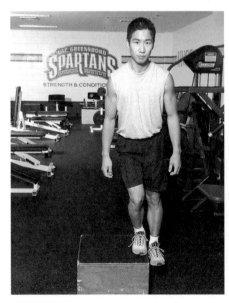

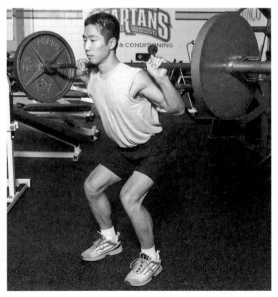

图3.6 上台阶训练是一种很好的闭链训练方式，可同时锻炼作为膝伸肌的股四头肌和作为髋伸肌的腘绳肌

图3.7 锻炼膝伸肌和髋伸肌的闭链深蹲训练

膝关节护具

膝关节护具有3类，即预防性膝关节护具、康复性膝关节护具和功能性膝关节护具。

预防性膝关节护具

预防性膝关节护具在患者活动期间，通过保护内侧副韧带免受过大的外翻力的影响来防止膝关节受伤。但尚不确定这种护具在降低内侧副韧带受伤概率方面究竟发挥多大作用，且其目前的使用频率远没有过去高。虽然大多数患者、教练和运动防护师都认为这种护具拯救了韧带，但科学研究对于预防性膝关节护具的价值还没有定论。建议谨慎使用预防性膝关节护具，因为其临床价值还有待探讨，并且价格太高。

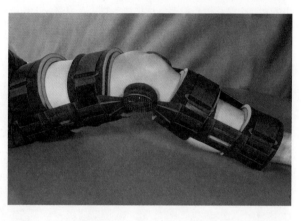

康复性膝关节护具

康复性膝关节护具（图3.8）用于在受伤或手术后立即保护膝关节。临床医师可以通过调整康复性膝关节护具内侧和外侧的刻度盘来控制膝关节的活动范围。

图3.8　可以使用带有屈曲和伸展止点的康复性膝关节护具来控制膝关节的活动范围

功能性膝关节护具

功能性膝关节护具（图3.9和图3.10）可用于因前交叉韧带受伤而出现旋转失稳的患者。功能性膝关节护具对治疗某些前交叉韧带损伤很有效；其他的一些前交叉韧带损伤则需要通过手术来治疗。临床医师可以建议或要求患者在针对前交叉韧带损伤的膝关节重建术后使用功能性膝关节护具。功能性膝关节护具的一个缺点是售价高，至少要几百美元。

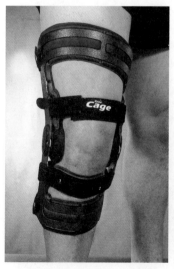

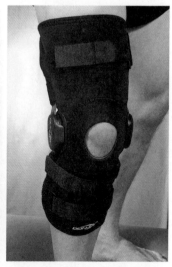

图3.9　一种用于控制膝关节旋转失稳的功能性膝关节护具

图3.10　带屈曲和伸展止点的功能性膝关节护具也可以控制膝关节的活动范围

膝关节过度伸展

当前侧施加的外力或自我强加的力导致膝关节伸展超过其正常的解剖学极限时，膝关节就会过度伸展，交叉韧带以及位于膝关节后侧的肌肉和关节囊可能会受伤。

膝关节过度伸展贴扎

确定引起膝关节不适所需的伸展程度。在患者足跟下面放一个脚垫，使其膝关节微屈。务必让患者在整个贴扎过程中保持该姿势。首先在患者的大腿和小腿上做固定锚点贴扎，然后在膝关节的后侧从下方到上方做X形贴扎。最后可以使用弹性绷带将膝关节包住，完成贴扎。图3.11展示了贴扎过程。

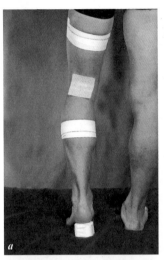
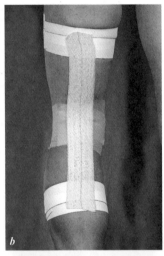
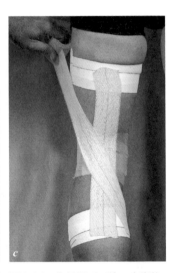
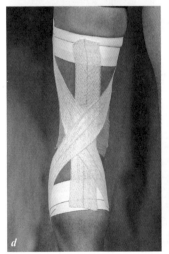
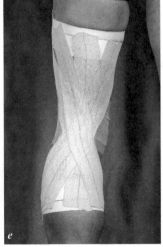

图3.11　在足跟下面放一个脚垫，使膝关节微屈，开始进行膝关节过度伸展贴扎：（a）在膝关节上、下方各打一锚点并在腘窝放一块纱布以保护膝关节后侧；（b）固定纱布，使用弹性贴布进行垂直贴扎；（c）～（e）在膝关节的后侧做X形贴扎

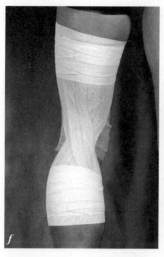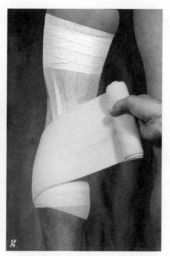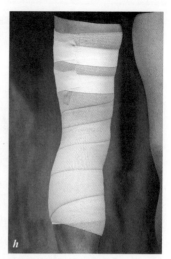

图3.11 （续）（f）在膝关节上、下方进行紧固；（g）～（h）用弹性绷带将膝关节包住，完成贴扎

▶ 视频3.2展示了限制已过度伸展的膝关节伸展的贴扎过程。

对于不需要每几天更换一次且要提供程度更高限制的贴扎，可使用刚性贴布（图3.12）完成。贴扎时，患者可以站立或俯卧，膝关节保持所需的屈曲程度。图3.10展示的功能性膝关节护具也可用于限制膝关节伸展，以防止膝关节过度伸展。图3.13展示了如何在铰链式膝关节护具中加入运动范围挡块，从而阻止膝关节过度伸展。

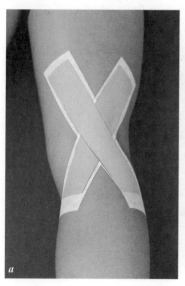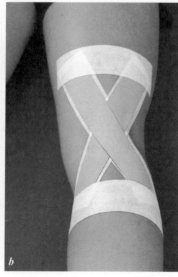

图3.12 对膝关节过度伸展区域进行刚性贴布贴扎：（a）患者俯卧，膝关节微屈或完全伸展，将带底层包扎物的X形刚性贴布贴在腘窝的中心，贴扎过程中避免贴布出现褶皱，因为这样会让患者在膝关节屈曲时感到不舒服；（b）可以在腘绳肌和小腿处进行加固

▶ 视频3.3展示了利用刚性贴布贴扎来限制膝关节过度伸展的过程。

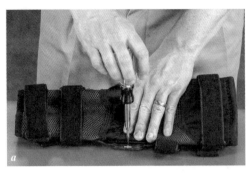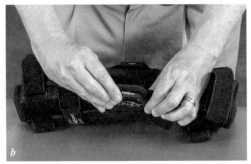

图3.13 在铰链式膝关节护具中加入活动范围挡块，从而阻止膝关节过度伸展：（a）卸下将保护铰链的塑料防护罩固定到位的螺钉；（b）在铰链前方插入活动范围挡块，以阻止膝关节过度伸展。最后通过固定塑料防护罩的螺钉将活动范围挡块固定到位

▶ 视频3.4展示了将活动范围挡块插入铰链式膝关节护具的过程。

　　对于与髌腱炎、髌股关节综合征、股四头肌肌腱炎、股四头肌拉伤以及膝关节炎有关的膝关节疼痛或肿胀，若使用常规贴布无法限制膝关节的活动，也可以使用肌内效贴布（图3.14）。

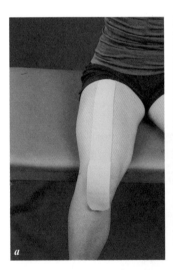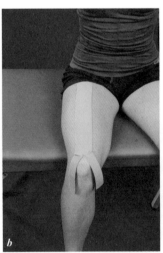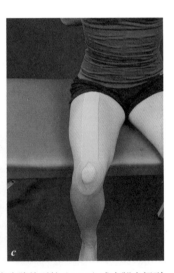

图3.14 使用肌内效贴布解决膝关节或股四头肌问题：（a）使用一根长度为髂前下棘（AIIS）或大腿中间到髌腱远端距离的肌内效贴布，将其边缘剪切出弧度，然后让患者坐下，膝关节屈曲90°，接着从大腿近端开始，轻轻用力将肌内效贴布拉向大腿远端，并将其固定在髌骨上缘；（b）在远端将贴布剪切成Y形；（c）将膝关节最大限度地屈曲，在髌骨的周围轻轻施加张力，将贴布固定在髌腱上

▶ 视频3.5展示了使用肌内效贴布解决膝关节或股四头肌问题的过程。

膝关节过度伸展运动治疗

运动治疗可以恢复腘绳肌正常的柔韧性和力量。针对膝关节扭伤进行的拉伸和强化训练（图3.3和图3.4）可以实现这一目标。

髌股关节疼痛

经常进行体力活动的人通常会经历与髌股关节有关的伸肌疼痛。由于引起这一疼痛的原因有很多，因此应由有经验的临床医师来仔细分析患者的情况。损伤机理包括髌骨位置偏移、股四头肌角（Q角）增大、足部过度旋前或股内侧肌力量不足。

髌股关节贴扎

可采用髌股关节贴扎来保持髌骨的正常位置，或使其重新对位。使用带有侧向支撑功能的护膝（图3.15）有助于内侧移位，McConnell贴扎法（图3.16）可以使髌骨重新对位。该贴扎法要求对髌骨的位置以及患者对治疗的反应进行评估。仔细分析患者在进行功能性活动期间，该贴扎法是否缓解了其疼痛感。McConnell贴扎法要求使用比非弹性贴布更加坚固的专用贴布，但这只是整个髌股关节治疗和康复计划的一部分。

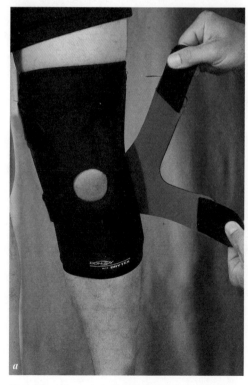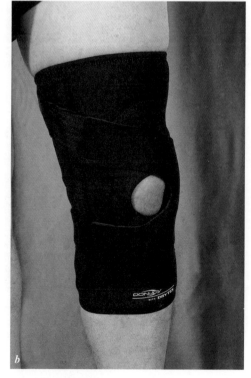

图3.15 （a）～（b）使用带有侧向支撑功能的护膝，使髌骨在股骨髁间窝内处于正常的位置

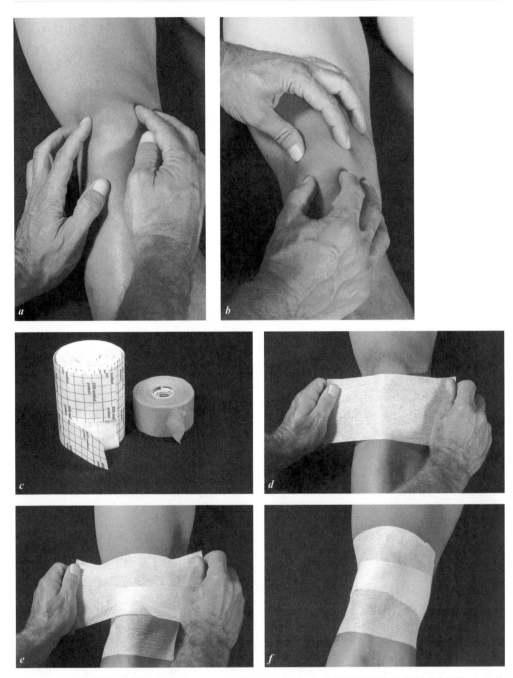

图3.16　对髌股关节疼痛的患者进行McConnell贴扎：（a）～（b）对髌骨进行倾斜与旋转姿势评估；（c）使用底层包扎物和刚性贴布进行贴扎；（d）～（f）在给膝关节剃毛后，用底层包扎物将髌骨盖住

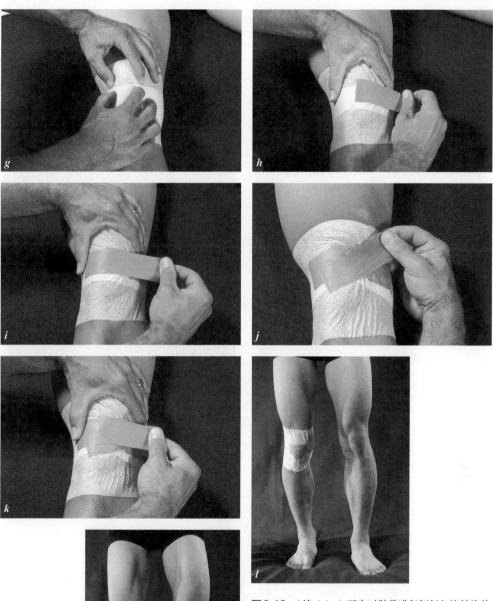

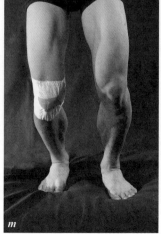

图3.16 (续)(g)再次对髌骨进行倾斜与旋转姿势评估;(h)从髌骨中间到股骨内侧髁贴一条刚性贴布,对髌骨的倾斜进行纠正;(i)从髌骨外侧缘到股骨内侧髁贴一条刚性贴布,对髌骨的滑动进行纠正;(j)在髌骨下极(边缘)贴上刚性贴布,并将刚性贴布朝对侧肩拉动,对旋外进行修正;(k)如果髌骨的倾斜未被纠正,请再用一条刚性贴布;(l)~(m)在患者进行会导致其不适的功能性活动时,再次对患者进行疼痛评估

▶ 视频3.6展示了针对髌股关节疼痛的McConnell贴扎法。

伸肌肌群运动治疗

针对膝关节扭伤进行拉伸训练，能够恢复股四头肌和腘绳肌的柔韧性，这对髌股关节疼痛的患者也有帮助。患者应加强对股四头肌的锻炼，但在全活动范围内为关节的伸展提供阻力可能会增大关节受到的压力，加重受伤情况。对于膝关节扭伤，可改良股四头肌的强化训练，将膝关节的伸展限制在30°的位置，或找到一个患者可以进行无痛训练的活动范围。直腿抬高（图3.17）虽然不如抗阻式膝关节伸展那样有效，但也可以锻炼股四头肌，同时不会增加髌骨的压力。如果有必要，可使用肌肉电刺激或生物反馈来锻炼股内侧肌，运动治疗课程会教授上述方法。

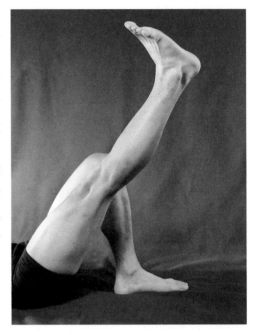

图3.17 使用直腿抬高来锻炼股四头肌，不会增加髌骨的压力

第4章

大腿、髋部与骨盆

股骨头（关节头）和髋臼（关节窝）共同构成了极稳定的关节。骨盆带包括两块髋骨，每一块髋骨都由髂骨、耻骨和坐骨组成。骨盆保护腹部，是髋部和躯干上的许多肌肉的附着点。

髋关节运动包括屈曲和伸展、外展和内收、旋内与旋外（图4.1）以及环转。

髋关节由1个较厚的囊和3个主要的韧带来加固：前韧带是髂股韧带，也被称为Y字形韧带，可阻止髋关节过度伸展；内侧韧带，也被称为耻股韧带，可阻止髋关节过度外展；位于后侧的坐股韧带在髋关节屈曲时拉紧。髋关节很深，再加上大量的囊状结构和韧带结构，使得该关节相当稳定。

一些肌群对这种多方向关节的运动进行控制。髂腰肌和股四头肌中的股直肌能够使髋关节屈曲。髋关节伸展源于臀大肌和腘绳肌的收缩。

臀中肌和阔筋膜张肌使大腿在髋关节处外展，大收肌、长收肌和短收肌使其内收。髋旋外肌包括梨状肌、上孖肌和下孖肌、闭孔内肌和闭孔外肌、股方肌。阔筋膜张肌使大腿旋内。

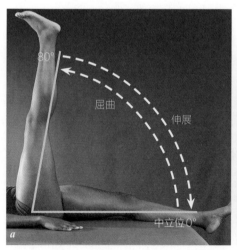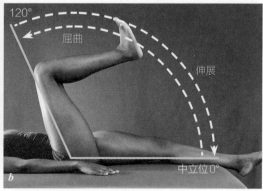

图4.1 不同状态下髋关节屈曲和伸展活动范围：（a）膝关节伸展的状态；（b）膝关节屈曲的状态

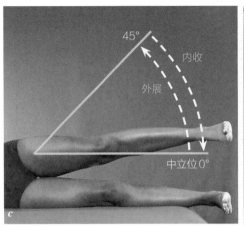 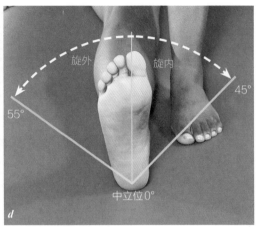

图4.1 （续）（c）髋关节外展和内收活动范围；（d）髋关节旋内和旋外活动范围

髋部拉伤

髋部拉伤或腹股沟拉伤涉及髋屈肌或髋内收肌。患者通常会过度拉伸或用力收缩肌肉。如果肌肉缺乏柔韧性和力量以及训练前热身不当，就会导致拉伤。

大腿、髋部与骨盆的关键触诊标志

前面	内侧	后面
▶ 股直肌	▶ 长收肌	▶ 髂后上棘
▶ 股内侧肌	▶ 股薄肌	▶ 坐骨结节
▶ 股外侧肌	▶ 大收肌	▶ 臀大肌
▶ 髂前上棘	**外侧**	▶ 股二头肌
	▶ 髂嵴	▶ 半腱肌
		▶ 半膜肌

髋部拉伤贴扎

使用弹性绷带固定髋关节肌肉，以弹性贴布作为辅助工具。使用人字形包扎方式将大腿和髋关节包住。在治疗前，应确定患者髋伸肌或髋内收肌是否受伤。通过让患者按照一定顺序（图4.2）进行髋关节主动抗阻屈曲和内收的方式，检查这些肌群是否疼痛或存在力量缺陷。根据受影响的肌群确定进行人字形包扎的方向。

对髋内收肌进行包扎时，让患者将髋关节旋内。从大腿中部开始包扎，将弹性绷带缠绕在大腿上，还要在腰部周围进行缠绕［图4.3（a）～（h）］。如果可能，使用双倍长的弹性绷带，并在弹性绷带上使用弹性贴布，对弹性绷带进行加固。按照类似的程序包扎髋屈肌［图4.3（i）～（o）］，与包扎髋内收肌的不同之处在于，此时髋关节处于旋外姿势，且拉动弹性绷带的方向相反。在绑弹性绷带前，可在足跟下方放一个脚垫，以便缩短髋伸肌。

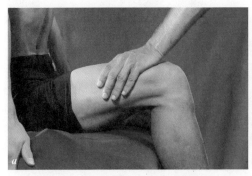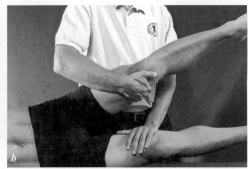

图4.2 （a）让患者呈坐姿，抗阻屈曲髋关节，对髋屈肌进行力量测试；（b）让患者侧卧，测试其髋内收肌的力量：对患者上侧大腿施加使其外展的阻力，然后让患者上侧大腿抗阻内收

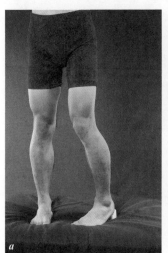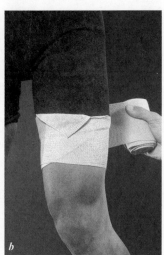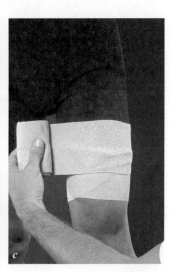

图4.3 对髋内收肌进行弹性绷带人字形包扎：（a）让患者的髋关节处于旋内姿势；（b）～（c）包扎大腿，注意观察弹性绷带是如何折叠以便固定的

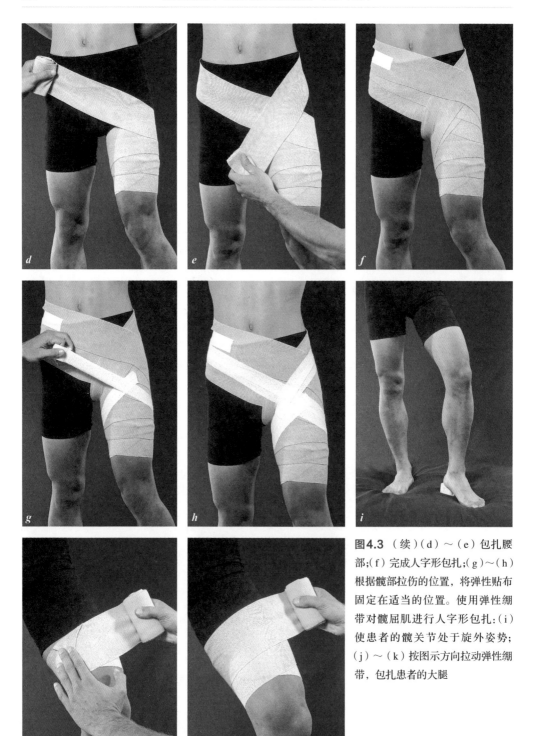

图4.3 （续）（d）～（e）包扎腰部;（f）完成人字形包扎;（g）～（h）根据髋部拉伤的位置，将弹性贴布固定在适当的位置。使用弹性绷带对髋屈肌进行人字形包扎:（i）使患者的髋关节处于旋外姿势;（j）～（k）按图示方向拉动弹性绷带，包扎患者的大腿

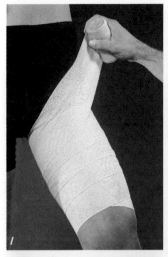
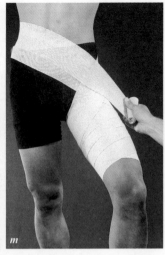
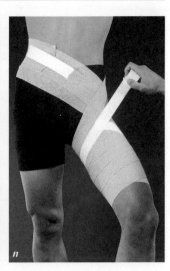

图4.3 （续）（l）向上拉弹性绷带；（m）
包扎腰部，完成人字形包扎；（n）～（o）
在适当位置使用弹性贴布沿相同路径固定
弹性绷带

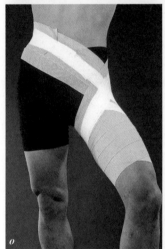

　　无法限制髋关节的运动以
及出现与髂胫束摩擦综合征、股
骨大粗隆滑囊炎和髋关节炎有关
的疼痛时，可以使用肌内效贴布
（图4.4）。

▶ 视频4.1展示了使用8字形
（人字形）包扎来固定髋内收肌
和髋屈肌的过程。

▶ 视频4.2展示了使用肌内效
贴布解决髋关节问题的过程。

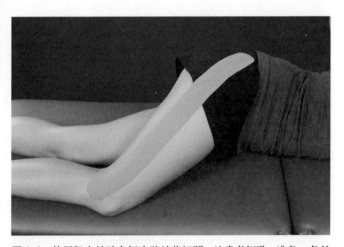

图4.4 使用肌内效贴布解决髋关节问题。让患者侧卧，准备一条长
度为髂嵴上部到膝关节侧面距离的贴布。将髋关节屈曲，大腿内收，
以便髂胫束处于拉伸状态，适当拉紧贴布，使其从髂嵴延伸到大腿
远端

髋部拉伤运动治疗

患者必须保持髋关节肌肉正常的力量和柔韧性，以便预防或治疗拉伤。图4.5展示了髋部的静态拉伸训练。也可以使用弹力管进行抗阻训练（图4.6），以强化肌肉。由于股四头肌中的股直肌以及腘绳肌影响髋关节的运动，因此针对这些肌肉群的训练（参见前文）也适合髋关节。

大腿拉伤

股四头肌偶尔也会拉伤，但更多的拉伤发生在腘绳肌。这些肌肉的拉伤可能是由肌肉过度伸展、用力收缩或疲劳引起的。对于腘绳肌拉伤，要确定拉伤涉及内侧肌肉（半腱肌和半膜肌）还是外侧肌肉（股二头肌）。在膝关节抗阻屈曲时，可通过小腿旋内和旋外来锻炼内侧腘绳肌和外侧腘绳肌（图4.7）。

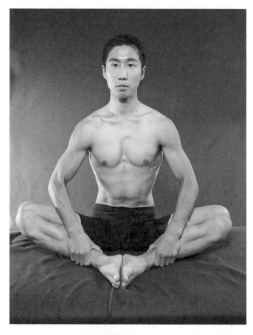

图4.5 髋部的静态拉伸训练

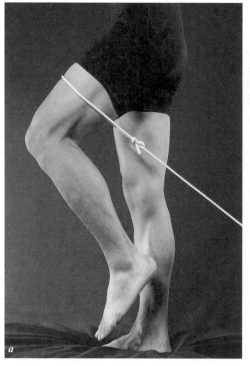
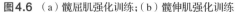
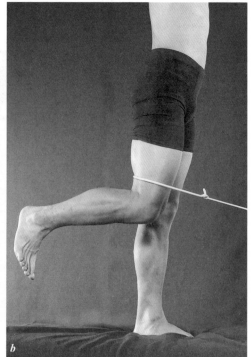

图4.6 （a）髋屈肌强化训练；（b）髋伸肌强化训练

大腿拉伤贴扎

使用弹性绷带包扎股四头肌（图4.8）和腘绳肌（图4.9），必要时，可选择弹性贴布作为辅助工具。使用宽度为4英寸或6英寸的弹性绷带缠绕大腿。覆盖拉伤点远端和近端的肌肉，以便实现最佳的包扎效果。对于高位拉伤，可能需要使用髋关节人字形包扎方式。还可以单独使用贴扎，或贴扎与包扎相结合的方式保护拉伤的大腿。

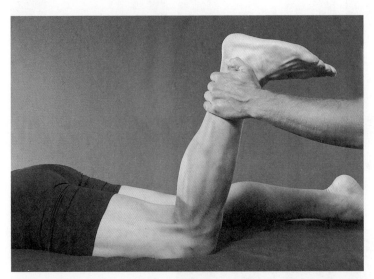

图4.7　腘绳肌拉伤测试。要测试内侧腘绳肌，可在膝关节屈曲时施加阻力，同时将小腿旋内。要测试外侧腘绳肌，可在膝关节屈曲时施加阻力，同时使小腿旋外

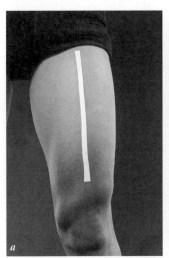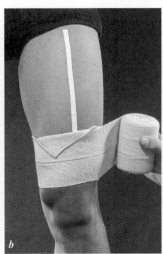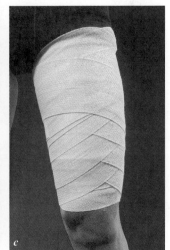

图4.8　对拉伤的股四头肌进行弹性绷带包扎和非弹性贴布贴扎：（a）为防止包扎物滑落，需在大腿前侧放置贴布粘胶（图中未展示）或用贴布制作的固定条；（b）～（c）将弹性绷带缠绕在大腿上，进行包扎

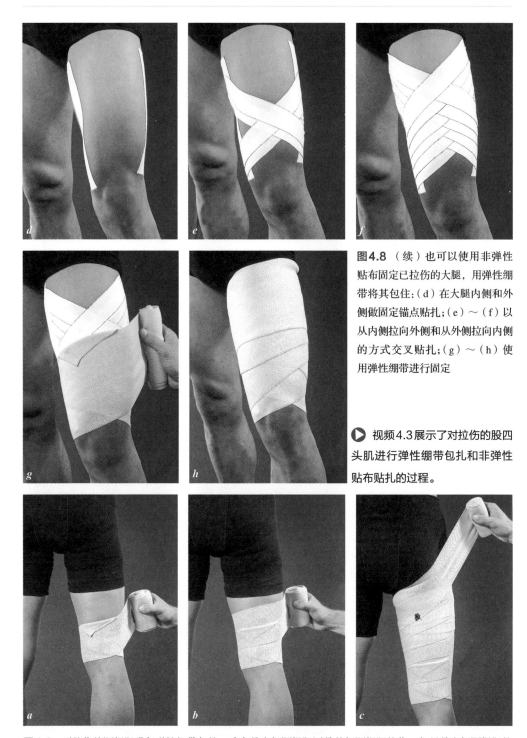

图4.8 （续）也可以使用非弹性贴布固定已拉伤的大腿，用弹性绷带将其包住：（d）在大腿内侧和外侧做固定锚点贴扎；（e）～（f）以从内侧拉向外侧和从外侧拉向内侧的方式交叉贴扎；（g）～（h）使用弹性绷带进行固定

▶ 视频4.3展示了对拉伤的股四头肌进行弹性绷带包扎和非弹性贴布贴扎的过程。

图4.9 对拉伤的腘绳肌进行弹性绷带包扎。确定是内侧腘绳肌还是外侧腘绳肌拉伤，如果是内侧腘绳肌拉伤：（a）将肌肉向大腿后侧的中线拉动；（b）从大腿远端到近端以环绕的方式进行包扎；（c）～（d）由于腘绳肌附着在臀部的下面，因此结合臀部做人字形包扎会更有效

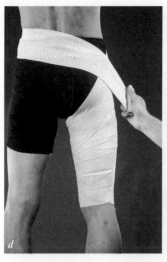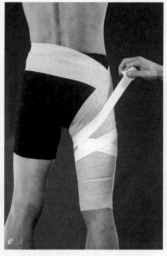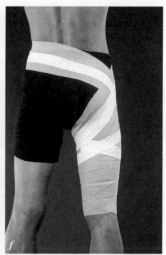

图4.9　（续）（e）～（f）在弹性绷带上沿相同路径使用弹性贴布

▶ 视频4.4展示了通过测试确定是内侧腘绳肌还是外侧腘绳肌拉伤，并对拉伤的腘绳肌进行弹性绷带8字形（人字形）包扎的过程。

大腿拉伤运动治疗

腘绳肌跨越髋关节和膝关节，影响这两个关节的运动。因此，可将第3章所述的膝屈肌训练方法作为拉伸和强化髋伸肌的辅助训练方法。同样，由于股四头肌中的股直肌跨越膝关节和髋关节，因此应该将针对膝伸肌和髋屈肌的训练纳入患者的运动治疗方案。

髋关节与大腿挫伤

髋关节与大腿挫伤涉及髂嵴（髋骨挫伤处）和大腿前侧的股四头肌。

髂嵴挫伤虽然很痛，但不严重髋应特别注意股四头肌挫伤，因为它可能会导致骨化性肌炎，即因股四头肌挫伤造成的血肿钙化。

髋关节与大腿保护垫

可使用绷带和贴布将保护垫固定在髂嵴或大腿前侧。图4.10展示了在髂嵴上固定保护垫的两种方式——第一种是使用弹性绷带，第二种是使用弹性绷带和贴布。图4.11展示了如何使用弹性绷带将保护垫固定在股四头肌上。

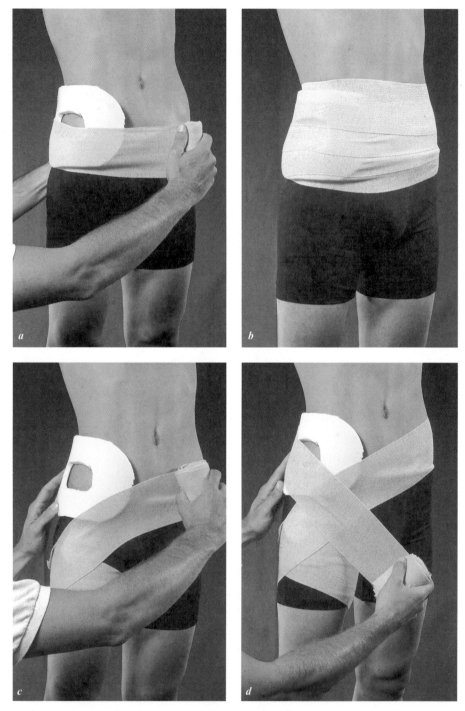

图4.10 使用弹性绷带和弹性贴布将保护垫固定在髂嵴上：第一种方式为（a）~（b）将保护垫放在挫伤的髂嵴（髋骨挫伤处）上，并用弹性绷带将其固定就位；第二种方式为（c）~（e）使用人字形包扎方式进行包扎，以为挫伤区域提供额外支撑并将保护垫固定就位

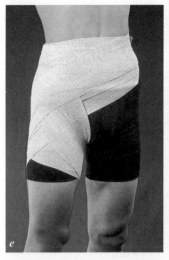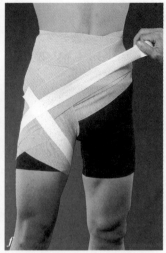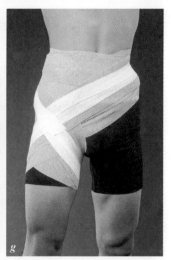

图4.10 （续）（f）～（g）在弹性绷带上使用弹性贴布进行固定

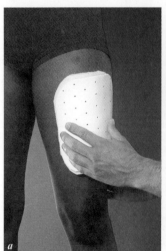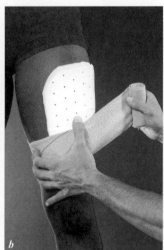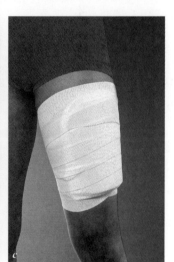

图4.11 （a）～（c）使用弹性绷带将保护垫固定在股四头肌上

髋关节与大腿挫伤运动治疗

在髋关节和大腿挫伤愈合期间，患者应对股四头肌和髋关节进行拉伸和强化训练，以保持其正常的力量和活动范围。应由有经验的临床医师检查严重的大腿挫伤，看看是否有骨化性肌炎。

第5章

肩部与上臂

肩 胛带包括锁骨、肩胛骨和肱骨。锁骨近端和胸骨构成了胸锁关节，胸锁关节是连接上肢与躯干的唯一关节。前后胸锁韧带、肋锁韧带以及锁骨间韧带实现了胸锁关节的稳定。锁骨远端和肩胛骨的肩峰构成了肩锁关节，喙锁韧带和肩锁韧带让这一关节变得更加稳定。

肩胛骨的关节盂和肱骨头构成了肩关节，也称盂肱关节。盂唇、盂肱韧带以及关节囊对这一较浅的、不稳定的球窝关节进行加固。

胸大肌（胸骨部分）、背阔肌和大圆肌的收缩能使肩关节内收。肩胛下肌和胸大肌的作用是使肩关节旋内，肩袖的冈上肌、冈下肌和小圆肌的作用是使肩关节旋外。

胸大肌（锁骨部分）和三角肌前束能够使肩关节屈曲。背阔肌、大圆肌和胸大肌（胸骨部分）能使肩关节伸展。三角肌和肩袖能使肩关节外展，肩袖包括肩胛下肌、冈上肌、冈下肌和小圆肌。图5.1展示了不同类型的肩关节运动的范围。

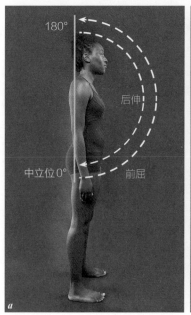

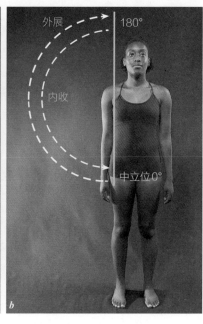

图5.1 （a）肩关节屈曲和伸展活动范围；（b）肩关节外展和内收活动范围

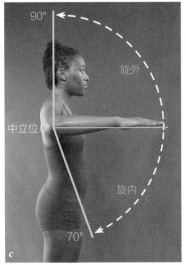
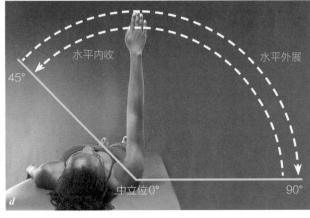
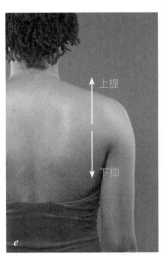
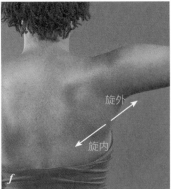
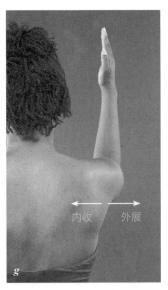

图 5.1 （续）（c）肩关节旋内和旋外活动范围；（d）肩关节水平内收和水平外展活动范围。肩胛骨的运动包括肩胛骨（e）上提和下抑，（f）旋外和旋内，以及（g）外展和内收

　　喙肱肌、胸大肌和三角肌（前束）收缩使肩关节水平屈曲，而冈下肌、小圆肌和三角肌（后束）收缩使肩关节水平伸展。

　　肩关节的运动与肩胛骨的运动同时进行。肩胛骨的运动包括外展（胸小肌和前锯肌）和内收（菱形肌）、旋外（前锯肌和斜方肌）和旋内（胸小肌和菱形肌），以及上提（肩胛提肌）和下抑（胸小肌）。

肩部和上臂的关键触诊标志

前面
▶ 三角肌
▶ 胸大肌
▶ 锁骨

后面
▶ 肩胛骨

上面
▶ 肩锁关节

肩锁关节扭伤

摔倒时手部、肘部或肩部触地受力容易导致肩锁关节扭伤（俗称"脱臼肩"）。临床医师将肩锁关节扭伤分为Ⅰ～Ⅲ度：Ⅰ度损伤指肩锁韧带轻微撕裂，Ⅲ度损伤指肩锁韧带和喙锁韧带完全断裂。在Ⅲ度损伤中，患者会出现肩关节下垂，在肩关节上部皮肤处能看到锁骨明显凸出的情况。

肩锁关节扭伤贴扎

首先将锚点打在上臂周围、肩部（图5.2）、胸部和背部。对肩部或胸部进行贴扎时，一定要使用纱布等保护乳头。然后使用贴布进行贴扎，顺序为从手臂锚点到肩部锚点，从胸部锚点到背部锚点。

▶ 视频5.1展示了如何使用贴布和保护垫保护扭伤的肩锁关节。

可在损伤的肩锁关节上方使用一个保护垫，用于补充或替代肩锁关节扭伤贴扎。图5.3说明了使用矫形塑料制作保护垫的方法，以及如何对肩部进行弹性绷带人字形包扎，从而固定保护垫。可以使用这种方法来制作用于缓解其他损伤的保护垫，如股四头肌、髂嵴挫伤以及橄榄球运动员的外生骨疣等。

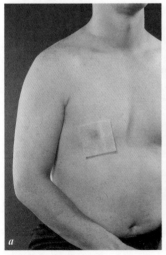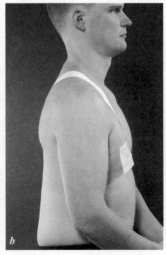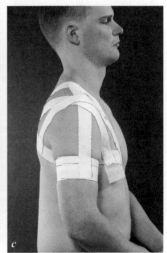

图5.2 肩锁关节扭伤（脱臼肩）贴扎：（a）对肩部或胸部做任何贴扎时，首先都应使用纱布等保护材料遮住乳头；（b）将锚点打在肩部上侧、胸部和背部，以及（c）手臂近端；

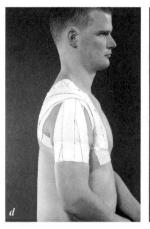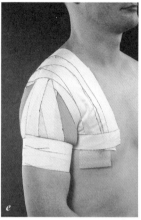

图5.2　（续）（d）～（e）先从手臂近端锚点向肩部上侧锚点进行重叠贴扎，然后从胸部锚点向背部锚点进行重叠贴扎，使贴布的交叉点落在肩锁关节上

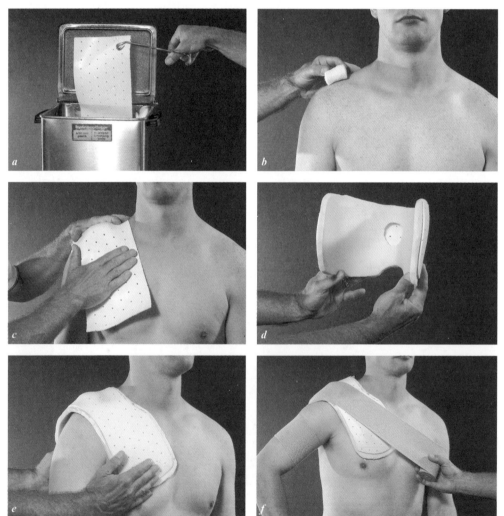

图5.3　（a）～（e）使用矫形塑料制作保护垫；（f）～（i）对肩部进行弹性绷带人字形包扎，将保护垫固定就位

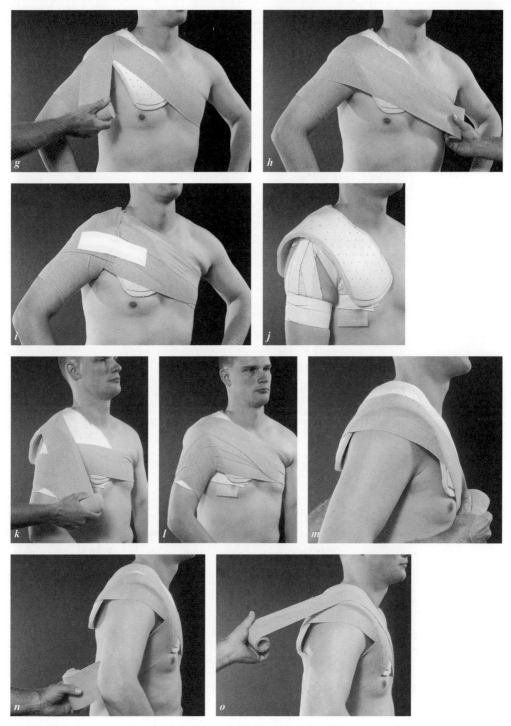

图5.3（续）(j)～(l) 保护垫还可用于图5.2展示的肩锁关节扭伤贴扎；(m)～(r)
未将手臂近端包含在内的改良版肩部弹性绷带人字形包扎方法也可用于固定保护垫

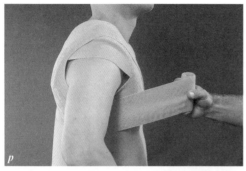

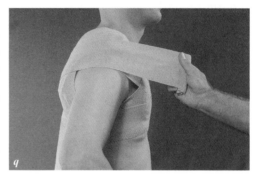

图5.3 （续）

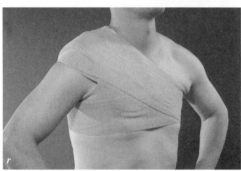

肩锁关节扭伤的McConnell贴扎法

对于肩锁关节扭伤，可使用缓解髌股关节疼痛所用的McConnell贴扎法（图3.16）。若对肩锁关节扭伤使用McConnell贴扎法（图5.4），贴布可以长期保留在原处，并且这有助于"近接（reapproximate）治疗"肩锁关节。

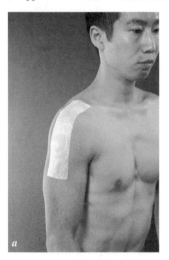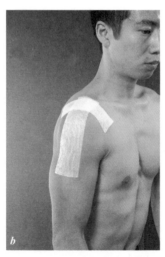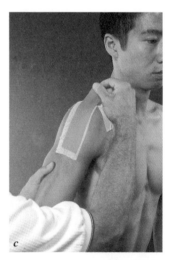

图5.4 肩锁关节扭伤的McConnell贴扎法。与缓解髌股关节疼痛所用的McConnell贴扎法一样，使用底层包扎物和刚性贴布：（a）从三角肌粗隆开始垂直贴上第一条底层包扎物，使其越过肩锁关节0.25 ～ 0.75英寸；（b）从喙突到肩胛冈处贴上第二根底层包扎物；（c）在垂直的底层包扎物上面垂直贴上第一条刚性贴布，并使其靠近肩锁关节

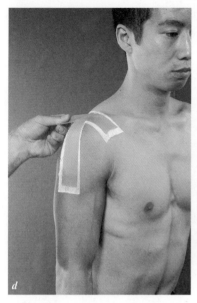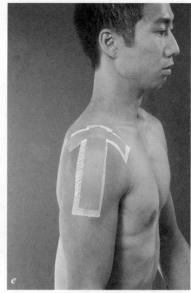

图 5.4 （续）（d）从肩部前侧到后侧贴上第二条刚性贴布；（e）刚性贴布的交叉点应位于肩锁关节上方的中心位置。要想实现较好的包扎效果，可再使用一层刚性贴布（图中未展示）

肩锁关节扭伤运动治疗

　　大多数运动，尤其是要求将双手伸过头顶的运动，都依赖于肩部的力量和柔韧性。制作一个简单的 T 形棒进行肩部拉伸训练（图 5.5）。确保这种训练方式可让肩部进行全范围的运动。

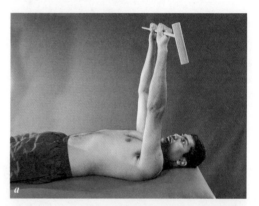

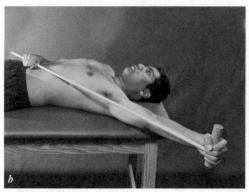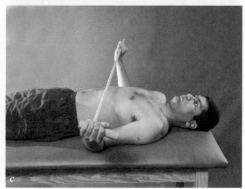

图 5.5　使用简单的 T 形棒，通过（a）屈曲、（b）外展和（c）旋外的方式拉伸肩部肌肉

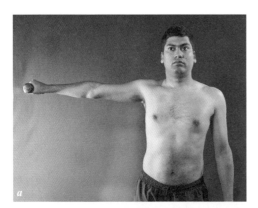

力量训练采用哑铃、弹力管或二者的组合进行。图5.6说明了手持重物如何给肩部的各种运动提供阻力。弹力管（图5.7）可以用于同样的抗阻训练，也可用于符合功能性动作模式的训练。

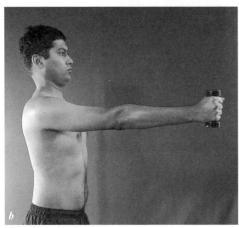

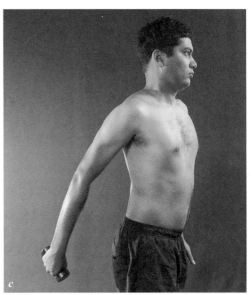

图5.6　手持重物锻炼肩部肌肉：（a）肩外展肌；（b）肩屈肌；（c）肩伸肌。在通常情况下，动作范围不应超过（a）和（b）中的水平位置

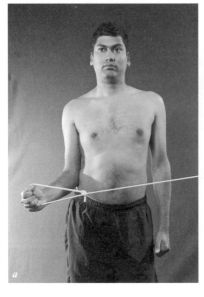

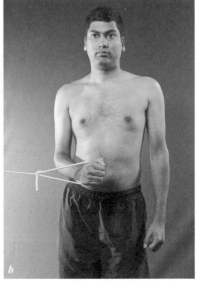

图5.7　弹力管可以有效锻炼（a）肩旋外肌与（b）肩旋内肌

肩关节扭伤

扭伤、半脱位和脱位均为肩关节常见的损伤情况，它们会导致肩关节慢性失稳。患者通常需要通过手术进行损伤修复。尽管先天性的因素也会导致该损伤，但手臂受到不合理的外力是发生扭伤或脱位的重要原因。肩关节外展和旋外是前脱位的常见损伤机理。

肩关节扭伤或失稳贴扎

贴扎可以防止肩关节过度外展和旋外。在肩关节处进行弹性绷带人字形包扎（图5.8）可以限制肩关节运动。首先让患者肩关节旋内，用弹性绷带将手臂包住，并让弹性绷带跨过前胸；该动作使肩关节旋内，并限制肩关节旋外。应该根据患者所要求的活动范围确定固定的程度。

▶ 视频5.2展示了使用弹性绷带8字形（人字形）包扎来保护扭伤的肩关节的过程。

除了弹性绷带，肩关节护具（图5.9）也可以限制肩关节外展和旋外。可以自由调节肩关节护具对肩关节运动的限制程度。

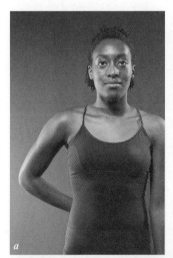
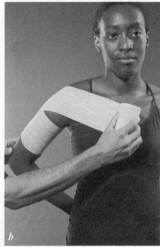

图5.8 使用弹性绷带人字形包扎来限制肩关节运动：（a）让患者的肩部处于旋内姿势，手放在臀部；（b）将弹性绷带缠绕在手臂上，并向内侧拉动弹性绷带，使其跨过前胸；（c）～（e）再次在手臂周围和胸部周围包扎

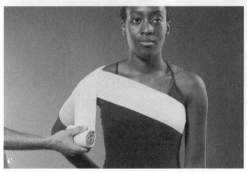
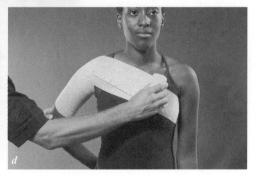

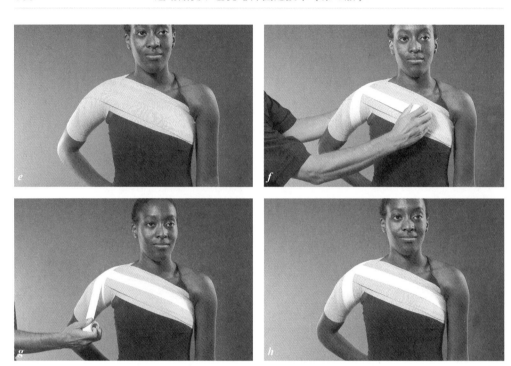

图5.8 （续）（f）～（h）使用弹性贴布固定弹性绷带

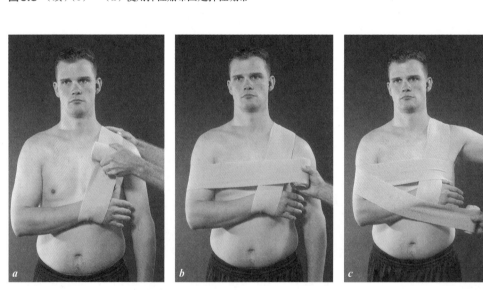

图5.9 （a）～（e）使用弹性绷带因定受伤的肩关节

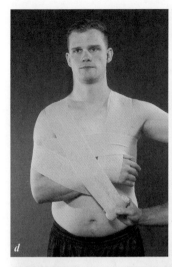
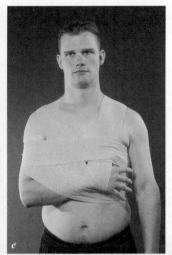
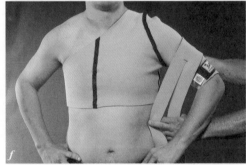
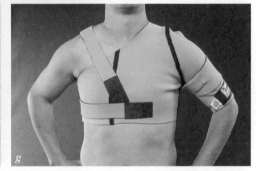

图5.9 （续）（f）～（g）使用市面上的肩关节护具限制肩关节的外展和旋外。可以通过调整肩关节护具束带的位置来控制肩关节外展的程度

当肩部运动过度（向前或多轴）、肩峰下滑囊炎或肩胛肱骨功能障碍导致疼痛时，可以使用肌内效贴布（图5.10）。如果对肩关节的松弛程度（活动范围）有所要求，可使用运动贴扎方法。

▶ 视频5.3展示了针对肩关节松弛的肌内效贴布贴扎过程。

肩关节扭伤或失稳运动治疗

可将图5.5至图5.7展示的训练与肩关节贴扎和包扎方法相结合。但是，在肩关节扭伤或失稳的情况下，请勿进行会使肩关节外展和旋外的训练，以免对已经运动过度的不稳定的肩关节产生压力。注意让患者专注于旋内强化训练，因为该训练可以限制肩关节旋外。

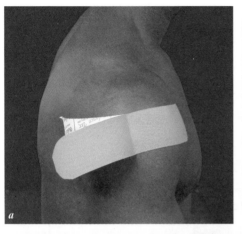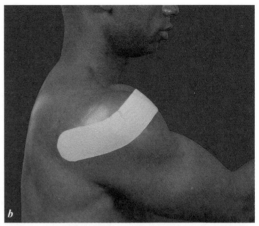
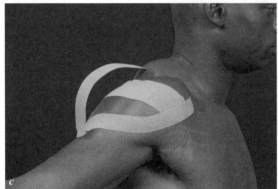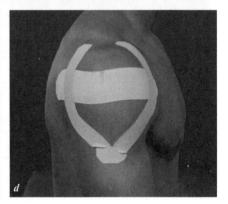

图5.10 肩关节松弛的肌内效贴布贴扎。患者呈坐姿，从肩部前侧到后侧围绕三角肌测量所需贴布长度并对贴布进行剪切，将其边缘剪成弧形。（a）充分后缩肩胛骨，开始进行贴扎，对肩部前侧到三角肌中部的贴布施加张力；（b）水平内收和屈曲肩关节，将肩部后侧的贴布固定，无须对其施加张力；（c）剪一条比肩锁关节到三角肌中束止点距离更长的贴布，并将其剪成Y形（图中未展示），接着水平外展肩关节，从三角肌中束开始，向三角肌前束放置贴布，无须对贴布施加张力，终点为肩锁关节的内侧；水平内收肩关节，从三角肌中束开始，向三角肌放置后束贴布，终点为肩锁关节后部（图中未展示）；（d）完成贴扎

上臂挫伤

上臂经常遭受挫伤，尤其是在橄榄球运动或其他接触性运动中。上臂挫伤与大腿挫伤一样，可能会发展成骨化性肌炎，这种损伤被称为橄榄球运动员的外生骨疣。

上臂挫伤贴扎

通过在上臂固定保护垫来防止上臂重复受伤。图5.11展示了如何使用弹性贴布在上臂外侧固定保护垫。

上臂挫伤运动治疗

图5.5至图5.7展示的训练以及第6章提到的肘关节扭伤运动治疗有助于患者的上臂恢复正常的力量和柔韧性。应由有经验的临床医师检查上臂软组织的受伤情况，如果情况严重，可让患者休息。

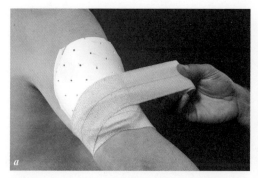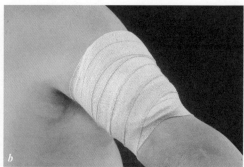

图5.11　（a）～（b）使用弹性贴布将保护垫固定在上臂上

第6章

肘关节与前臂

肱骨远端与尺骨近端构成了肘关节。尺侧副韧带（内侧副韧带）与桡侧副韧带（外侧副韧带）分别限制肘关节的外翻移位和内翻移位。

肘关节的铰链结构允许肘关节屈曲和伸展［图6.1（a）］。肘关节屈曲通过上臂前部肌肉的作用来完成，这些肌肉包括肱二头肌和肱肌。肱三头肌的三个头组成了上臂后部肌肉，可让肘关节伸展。

前臂的桡骨和尺骨构成桡尺近侧关节、桡尺远侧关节以及二者骨干间的连结。环形韧带稳定桡尺近侧关节，骨间膜连接桡骨体和尺骨体，关节囊固定桡尺远侧关节。前臂有旋前和旋后两种运动模式［图6.1（b）］。旋前圆肌和旋前方肌使前臂旋前。

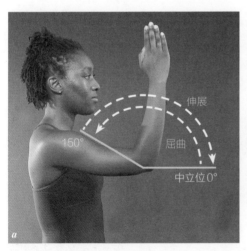 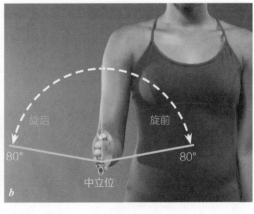

图6.1 （a）肘关节屈曲和伸展活动范围；（b）前臂旋前和旋后活动范围

肘关节与前臂的关键触诊标志

前面

▶ 肘窝

▶ 肱二头肌肌腱

内侧

▶ 尺骨神经

▶ 腕屈肌－旋前肌

▶ 肱骨内上髁

▶ 尺侧副韧带

▶ 尺骨

外侧

▶ 腕伸肌－前臂旋后肌

▶ 肱骨外上髁

▶ 桡侧副韧带

▶ 桡骨

后面

▶ 鹰嘴

▶ 鹰嘴滑囊

▶ 肱三头肌

肘关节扭伤

肘关节扭伤与膝关节损伤类似，过大的外翻力或内翻力会分别导致尺侧副韧带或桡侧副韧带受伤。依赖举手过肩投掷能力的运动通常会让肘关节内侧筋膜室受到慢性压力，从而导致尺侧副韧带受伤。

肘关节扭伤贴扎

很难对内侧和外侧失稳的肘关节提供支撑，而且肘关节的包扎、贴扎可能对尺侧副韧带遭受慢性压力的患者并无帮助。图6.2展示了在某些情形下有价值的侧副韧带贴扎。该贴扎方法与膝关节侧副韧带的贴扎方法（参见第3章）类似。

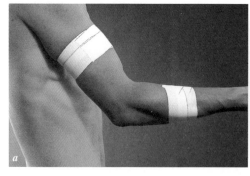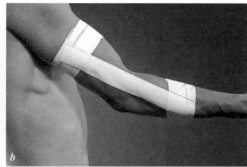

图6.2 对桡侧副韧带失稳的肘关节进行侧副韧带贴扎：（a）在手臂上打上近端和远端锚点；（b）～（d）在桡侧副韧带上进行X形贴扎

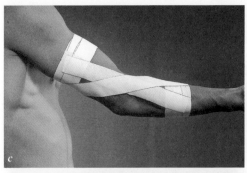

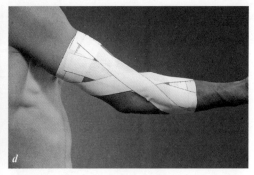

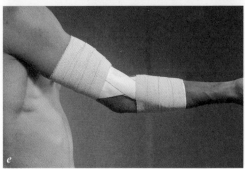

图6.2 （续）（e）使用弹性贴布在近端和远端锚点处进行固定，将两个锚点之间的除肘关节以外的其他部位包住

▶ 视频6.1展示了对因尺侧副韧带或桡侧副韧带受伤而失稳的肘关节进行贴扎的过程。

肘关节扭伤运动治疗

在对侧肢体的帮助下，拉伸肘屈肌和肘伸肌（图6.3）。

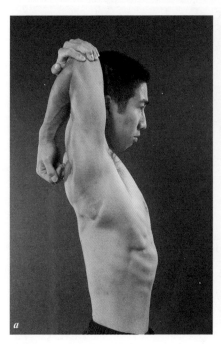

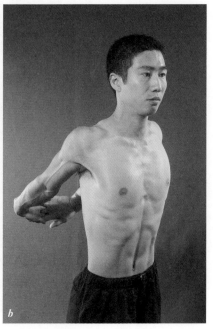

图6.3 在对侧肢体的帮助下，拉伸（a）肘伸肌和（b）肘屈肌

强化训练有助于增强让肘关节屈曲和伸展、前臂旋前和旋后、腕关节屈曲和伸展的肌肉的力量。建议将手持重物与弹力管训练相结合（图6.4）。第7章将讨论腕关节扭伤的运动治疗。

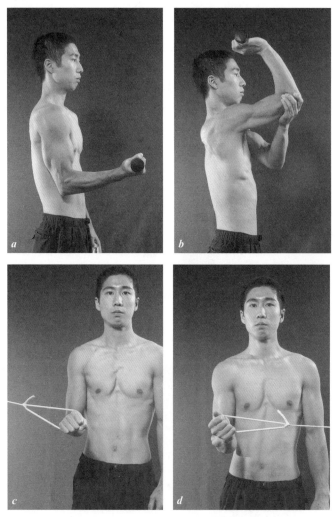

图6.4 手持重物，进行（a）肘屈肌和（b）肘伸肌强化训练。使用弹力管可以增强（c）前臂旋内肌和（d）前臂旋外肌的力量

肘关节过度伸展

自身力量或外力可能导致肘关节伸展时超过其正常的解剖学极限，从而导致肘关节过度伸展。在肘关节过度伸展期间，尺骨或肱骨可能受伤。肘关节前侧的软组织结构也有可能受伤。在比较严重的情况下，肘关节过度伸展还会导致肘关节骨折或脱位。

肘关节过度伸展贴扎

　　肘关节过度伸展的贴扎（图6.5）与膝关节过度伸展（参见第3章）的贴扎类似。确定患者会产生不适感的伸展程度，并在贴扎期间将患者的关节适度屈曲。在上臂和前臂上的适当位置做固定锚点贴扎。为了防止贴布滑落，建议直接将其贴在皮肤上。将近端锚点固定在肱二头肌的肌腹上是有利的。在肘关节的前侧贴上连续、互锁的贴布。弹性贴布在支撑过度伸展的肘关节方面很有效。必要时，可以使用弹性贴布或弹性绷带将肘关节包住。

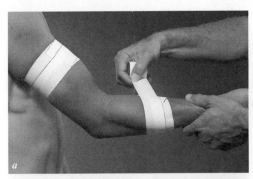
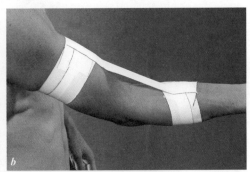
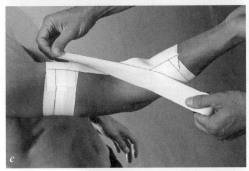
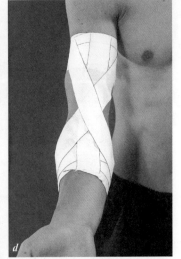
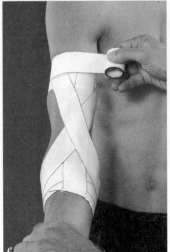

图6.5 肘关节过度伸展的贴扎：（a）在剃毛后的手臂上进行贴扎，并在上臂和前臂做固定锚点贴扎；（b）～（d）在肘关节的前侧用3条贴布做X形贴扎；（e）在近端和远端锚点处贴上贴布，做进一步的固定

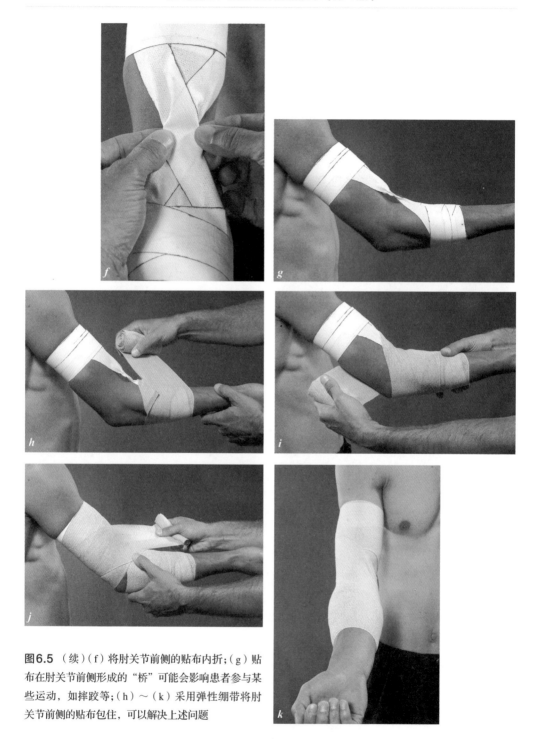

图6.5 （续）（f）将肘关节前侧的贴布内折；（g）贴布在肘关节前侧形成的"桥"可能会影响患者参与某些运动，如摔跤等；（h）～（k）采用弹性绷带将肘关节前侧的贴布包住，可以解决上述问题

▶ 视频6.2展示了限制已过度伸展的肘关节伸展的贴扎过程。

　　肘关节需要进行全范围运动时，可以使用肌内效贴布（图6.6），尽管其贴扎效果不如传统贴布的贴扎效果好。

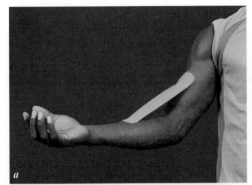
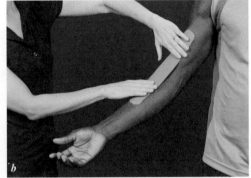
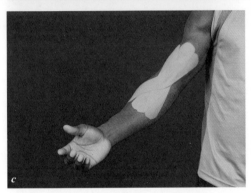

图6.6　对过度伸展的肘关节进行肌内效贴布贴扎。让患者保持站立，测量并剪切3条12～16英寸长的肌内效贴布。确定要限制的肘关节的伸展程度。（a）使用肌内效贴布时，患者的肘关节伸展不超过要限制的程度，将第一条肌内效贴布的两端分别固定在上、下距肘关节5～6英寸的位置；（b）固定肌内效贴布时，让患者慢慢伸展肘关节，以使贴布两端至肘窝的张力最大化且固定在手臂上；（c）通过交叉贴扎的方式进行加固，使肘窝处的贴布具有张力，在此过程中保持患者的肘关节屈曲

▶ 视频6.3展示了针对肘关节过度伸展的肌内效贴布贴扎的过程。

　　在对稳定性有较高要求时，可以使用铰链式肘关节护具（图6.7）。铰链式肘关节护具的优点在于，它不仅可以支撑侧副韧带，而且允许临床医师调节准许的活动范围。

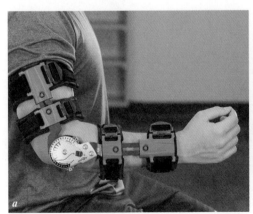
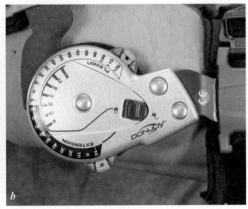

图6.7　（a）市面上的铰链式肘关节护具，可以支撑侧副韧带和调节准许的活动范围；（b）铰链式肘关节护具上的可调节活动范围的转盘

肘关节过度伸展运动治疗

图6.3展示了可恢复受伤的肘关节的正常活动范围的伸展和屈曲训练。若采用强化训练方案（图6.4），则需要分别对肘屈肌和肘伸肌进行训练。

肱骨上髁炎

肱骨内上髁和外上髁附有几块肌肉。使前臂旋后和腕关节伸展的肌肉起于肱骨外上髁；使前臂旋内和腕关节屈曲的肌肉起于肱骨内上髁。前臂和腕关节的不断运动（如参与网球或投掷运动等时）可能导致这些肌肉在肱骨内上髁或肱骨外上髁的起点发炎。网球运动员通常患有肱骨外上髁炎，俗称"网球肘"。重复进行投掷运动的运动员（尤其是青少年）通常患有肱骨内上髁炎，称为"少年棒球肘"。

肱骨上髁炎贴扎

对肱骨上髁炎进行贴扎并非始终有效。一些患者通过贴扎紧压前臂近端（图6.8），以此来缓解与肱骨外上髁炎有关的疼痛。市面上的护具（图6.9）也可以缓解与肱骨外上髁炎有关的疼痛。对于成年人，对肱骨内上髁和肱骨外上髁进行贴扎是非常有效的护具治疗替代方法，而护具通常笨重且不合身。刚性贴布贴扎的作用能持续几天。此类贴扎（图6.10）对肱骨外上髁炎和肱骨内上髁炎的治疗都有帮助。

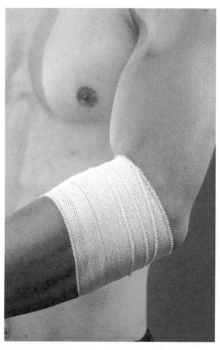

图6.8 在前臂近端使用贴布可以缓解与肱骨外上髁炎有关的疼痛

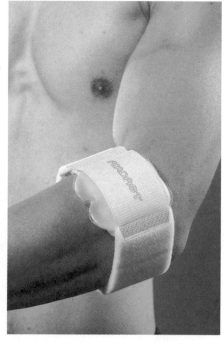

图6.9 市面上的护具可以缓解与肱骨外上髁炎有关的疼痛

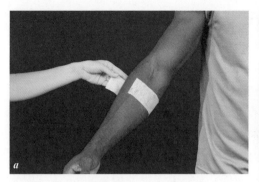
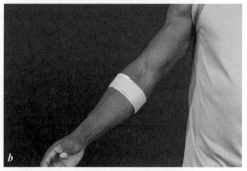

图6.10　肱骨上髁炎贴扎：（a）让患者坐下或站立，在前臂近端距肘关节约2英寸的位置贴上底层包扎物；（b）将刚性贴布贴在底层包扎物上，注意使用刚性贴布时要稍微用力，以便在患者抓握物体时减少肘关节的疼痛并增大贴布下的压力

▶ 视频6.4展示了肱骨上髁炎贴扎的过程。

　　对患有肱骨内上髁炎的青少年进行治疗时，需要格外小心。对许多青少年来说，肌肉的力量超过了其未成熟的骨骼的耐受范围，进行投掷运动可能会引起肱骨内上髁的撕脱骨折。因此，请勿对青少年患者进行贴扎，以免其在投掷时出现与肱骨内上髁炎有关的不适。

肱骨上髁炎运动治疗

　　解决与肱骨外上髁炎有关的问题后，通过运动治疗增大患者的活动范围和力量。肘关节和前臂的拉伸训练会提高柔韧性。对于肱骨外上髁炎患者，可在腕关节完全旋前期间过度屈曲腕关节（图6.11）。强化训练的目的是增强前臂旋后肌和腕伸肌（参见第7章）的力量。对于肱骨内上髁炎患者，休息是最佳的治疗方式。

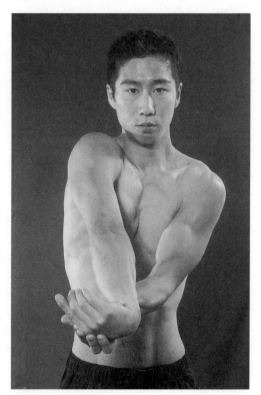

图6.11　腕伸肌-前臂旋后肌的拉伸通常可以缓解肱骨外上髁炎

前臂骨折

前臂骨折包括单独的尺骨体骨折以及尺骨体和桡骨体的合并骨折。单独的尺骨体骨折也称为"警棍"骨折，因为常见的损伤机理是直接打击尺骨体。单独的尺骨体骨折与尺骨体和桡骨体的合并骨折之间的主要区别在于，单独的尺骨体骨折被认为是稳定的骨折，因为未损伤的桡骨体可为前臂提供稳定性；相比之下，由于两根骨都受伤，尺骨体和桡骨体的合并骨折具有内在的不稳定性。

尺骨体和桡骨体的合并骨折的损伤机理可能是直接用力击打手臂或摔倒时完全伸展的手臂撑地。由于尺骨体和桡骨体的合并骨折具有不稳定性，通过外科手术固定骨折部位通常是最佳治疗方案。

肘关节脱位不如前臂骨折常见，但脱位导致神经血管受伤的风险很高，因此固定肘关节，以防止受伤情况更严重非常重要。肘关节脱位的常见损伤机理是摔倒时完全伸展的手臂撑地。

前臂骨折的固定方法

前臂骨折的固定可通过夹板或石膏来进行，如糖钳夹板、双糖钳夹板或尺骨体骨折石膏等。对于单独的尺骨体骨折来说，最初会使用夹板固定，一旦创伤后肿胀消除，就可以使用尺骨体骨折石膏（图 6.12）来固定。对于稳定的骨折来说，可使用糖钳夹板（图 6.13）来固定，而对于不稳定的骨折和其他类型的不稳定损伤（如肘关节脱位等）来说，可使用双糖钳夹板（图 6.14）来固定。与双糖钳夹板相似，长臂石膏（图 6.15）可用于固定腕关节、前臂和肘关节，其非常适合用来处理不需要通过手术处理的不稳定的前臂骨折问题。

单独的尺骨体骨折

尺骨体和桡骨体的合并骨折

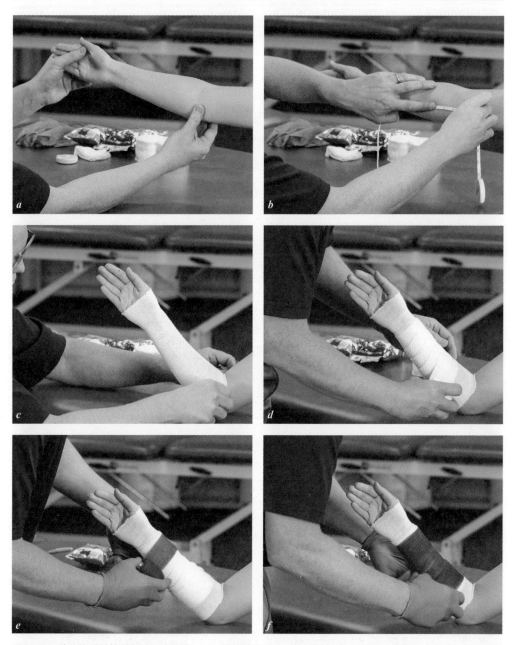

图6.12　单独的尺骨体骨折的石膏固定：（a）将前臂置于0°旋内姿势；（b）测量从距肘窝2英寸处到距腕褶痕2英寸处的距离，以确定所需的布袋量；（c）套上布袋；（d）从腕褶痕附近开始，从远端到近端沿周向缠绕石膏衬垫，后一层与前一层重叠50%，一直到肘窝下方；（e）从距腕褶痕2～3指宽处开始，从远端到近端缠绕玻璃纤维增强石膏，后一层与前一层重叠50%；（f）缠绕玻璃纤维增强石膏，一直到距肘窝2～3指宽处

▶ 视频6.5展示了单独的尺骨体骨折的石膏固定过程。

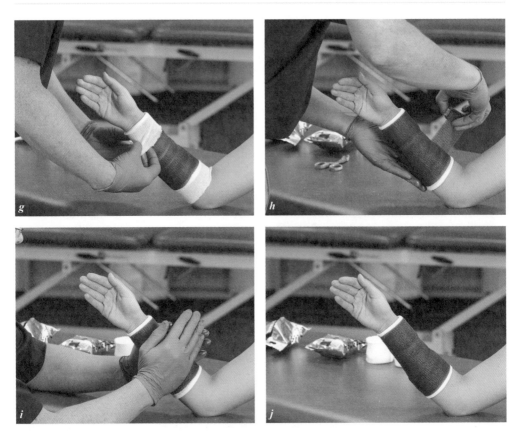

图6.12 （续）（g）折叠多余的布袋；（h）用玻璃纤维增强石膏固定布袋的末端；（i）如有需要，使用手掌和手腕根部对石膏材料进行塑形；（j）完成对单独的尺骨体骨折的石膏固定

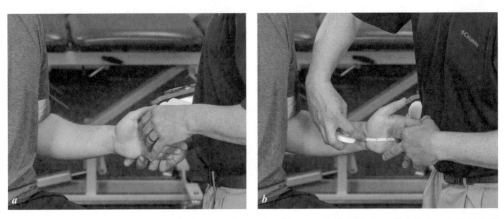

图6.13 稳定的前臂骨折的糖钳夹板固定：（a）将肘关节屈曲90°，将前臂置于0°旋内姿势，将腕关节置于10°～15°伸展姿势；（b）测量从距掌横纹4英寸处到肘窝4英寸处的距离，以确定所需的布袋量

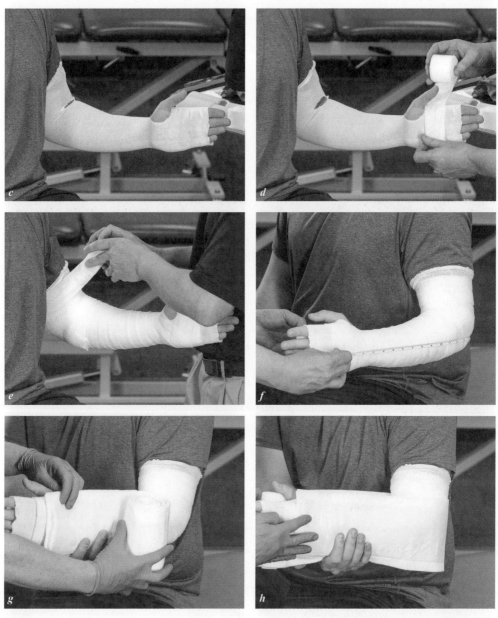

图6.13 （续）（c）套上布袋（完全露出拇指）；（d）从掌横纹开始，从远端到近端沿周向缠绕石膏衬垫；（e）将肘关节包裹在石膏衬垫中；（f）测量从距掌横纹一指宽处到肘关节的距离和从肘关节到掌指关节一指宽处的距离，以确定夹板的长度；（g）从手背开始，将夹板抵在手部、腕关节和前臂上；（h）让夹板包裹肘关节，使其接触前臂、腕关节和手的内侧

▶ 视频6.6展示了稳定的前臂骨折的糖钳夹板固定过程。

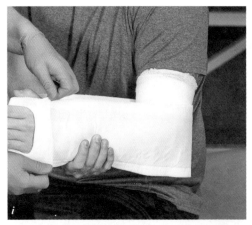

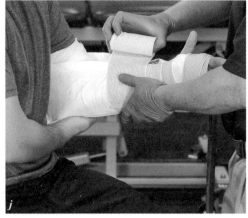

图6.13 （续）（i）折叠多余的石膏材料；（j）从远端开始，用弹性绷带将夹板固定到位；（k）完成前臂的糖钳夹板固定

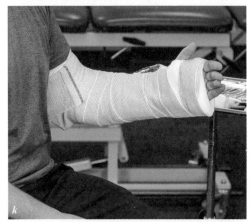

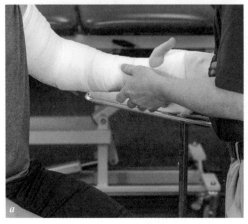

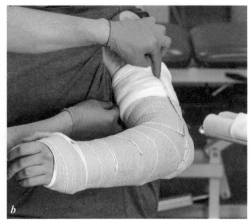

图6.14 不稳定的前臂骨折或肘关节脱位的双糖钳夹板固定：（a）通过将布袋和石膏衬垫延伸到腋窝底部，来对糖钳夹板固定进行调整；（b）将测量尺的0刻度固定在三角肌止点并将其绕过肘关节，然后将目标刻度固定在距腋下3英寸处，以确定夹板的长度

▶ 视频6.7展示了不稳定的前臂骨折或肘关节脱位的双糖钳夹板固定过程。

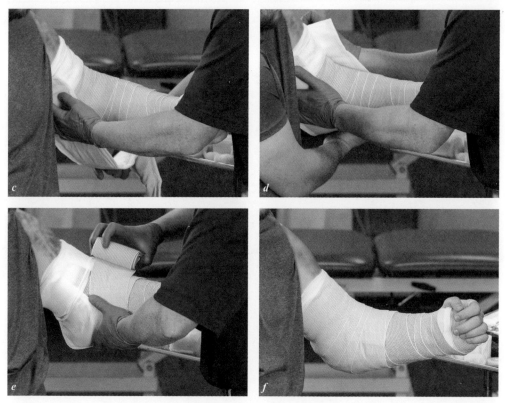

图6.14 （续）（c）从上臂内侧开始，将夹板置于上臂上；（d）让夹板绕过肘部后向上延伸，直至到达三角肌止点；（e）用弹性绷带将第二个夹板固定到位，方法是从肘部下方开始缠绕并向近端移动；（f）完成前臂和肘部的双糖钳夹板固定

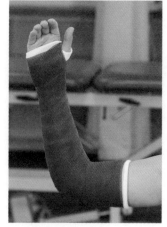

图6.15 长臂石膏

▶ 视频6.8展示了长臂石膏的用法。

第7章

腕关节与手部

腕 关节由两排腕骨组成。近端的一排腕骨包含手舟骨、月骨、三角骨和豌豆骨。远端的一排腕骨包括大多角骨、小多角骨、头状骨和钩骨。手部包括5块掌骨和14块指骨：拇指只有一块近节

指骨和一块远节指骨，其余4根手指分别有一块近节指骨、一块中节指骨和一块远节指骨。

桡骨远端与手舟骨和月骨近端构成了腕关节。腕关节可以进行包括屈曲、伸展、桡偏（外展）和尺偏（内收）[图7.1（a）～（b）] 在内的运动。腕骨远端和掌骨底形成了腕掌关节。掌骨头和手指的近节指骨底构成了掌指关节。这些关节可以屈曲、伸展、外展和内收 [图7.1（c）～（f）]。除拇指外的4根手指中的每一根都包含两个关节：近端指间关节和远端指间关节。指间关节可以屈曲和伸展。韧带和关节囊形成的复杂网状物包裹了手部的所有关节。

拇指非常重要，因为它非常灵巧。拇指可以伸展 [图7.1（g）]、屈曲 [图7.1（h）]、外展、内收 [图7.1（i）]、对掌 [图7.1（j）] 和复位。拇指的掌指关节和指间关节可以屈曲和伸展。

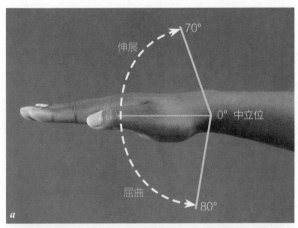

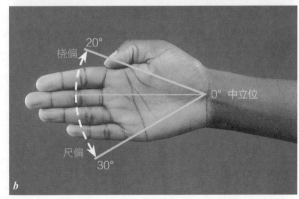

图7.1 （a）腕关节屈曲和伸展活动范围；（b）腕关节桡偏和尺偏活动范围；

121

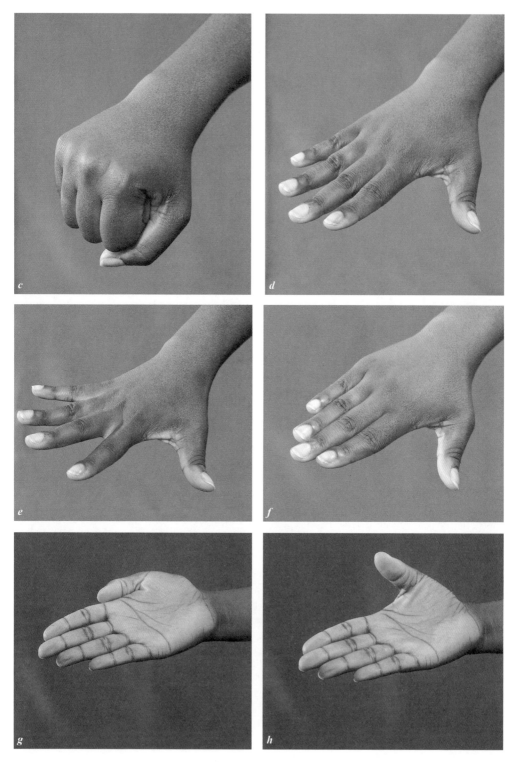

图7.1（续）（c）手指屈曲；（d）手指伸展；（e）手指外展；（f）手指内收；（g）拇指伸展；（h）拇指屈曲

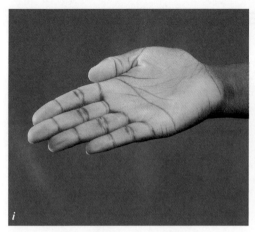 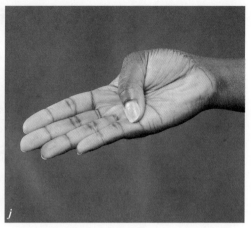

图7.1 （续）（i）拇指内收；（j）拇指对掌

有些韧带可加固关节。掌指关节的尺侧副韧带可限制外翻移位。

有些韧带始于前臂和手部的肌肉，可让腕关节、手掌和手指运动。尺侧腕屈肌和桡侧腕屈肌可让腕关节屈曲，尺侧腕伸肌以及桡侧腕长伸肌和桡侧腕短伸肌可让腕关节伸展。尺侧腕屈肌和尺侧腕伸肌同时收缩可让腕关节尺偏，桡侧腕屈肌和桡侧腕伸肌同时收缩可让腕关节桡偏。作用在腕关节上的一些肌肉起于肱骨，并跨过肘关节。因此，这些肌肉对肘关节和前臂的正常运动非常重要。

3块肌肉的收缩使除拇指外的4根手指产生运动（图7.1）。指深屈肌和指浅屈肌使这4根手指屈曲，指伸肌使其伸展。指深屈肌附着在手指的远节指骨上，指浅屈肌附着在中节指骨上；前一块肌肉使近端指间关节和远端指间关节屈曲，但后一块肌肉仅使近端指间关节屈曲。但是，这两块肌肉可以使腕关节和手部的所有关节屈曲。指伸肌腱在除拇指外的4根手指上形成由中央腱和两个侧束构成的伸肌腱帽，其中，中央腱附着在中节指骨上，两个侧束穿过远节指骨。

8块肌肉作用在拇指上，使其非常灵活。拇长伸肌、拇短伸肌、拇长展肌和拇长屈肌起于前臂。拇短伸肌和拇长伸肌在拇指根部形成的空间，称为鼻烟窝。鼻烟窝在临床上很重要，因为手舟骨位于其边缘；该区域的压痛点通常显示为舟状骨骨折。拇短屈肌、拇指对掌肌、拇短展肌和拇收肌起于手部，它们共同形成了一种形态上较为凸出的软组织——大鱼际。

腕关节与手部的关键触诊标志

前侧	后侧	外侧
▶ 豌豆骨	▶ 腕骨	▶ 鼻烟窝
▶ 钩骨钩	▶ 腕掌关节	▶ 手舟骨
▶ 大鱼际	▶ 掌指关节	▶ 桡骨茎突
▶ 小鱼际隆起	▶ 指间关节	中间
	▶ 拇指尺侧副韧带	▶ 尺骨茎突

腕关节扭伤

腕关节扭伤通常发生在摔倒时完全伸展的手撑地，导致腕关节过度屈曲或过度伸展时。在让患者重返激烈的体力活动前，必须仔细辨别是否存在腕关节骨折。

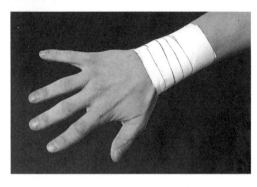

图7.2　限制腕关节运动的简易贴扎，不固定手部

腕关节扭伤贴扎

首先确定疼痛的诱因——屈曲、伸展或二者同时引起疼痛，然后使用贴布，以限制腕关节的运动和缓解运动产生的不适感。在某些情况下，腕关节周围只需要缠绕3~4条非弹性贴布（图7.2）。但是，为了防止腕关节的活动范围过大，也需要对手部进行贴扎。

图7.3展示了限制腕关节过度伸展和过度屈曲的贴扎方法。首先在腕关节和手部打上锚点。接着使用3条贴布在手背的底部进行贴扎，并在手背的底部进行X形贴扎。然后在手掌重复进行贴扎。最后可以使用弹性或非弹性贴布，在腕关节和手部进行8字形贴扎。

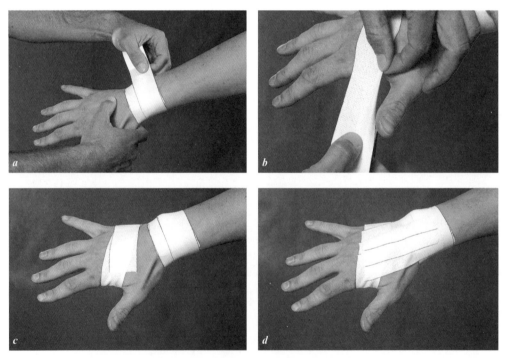

图7.3　对腕关节进行贴扎，同时固定手部，以更好地限制腕关节的运动：（a）～（c）在腕关节和手部打上锚点；（d）～（e）在手背的底部贴上3条贴布并做X形贴扎，以限制腕关节过度屈曲

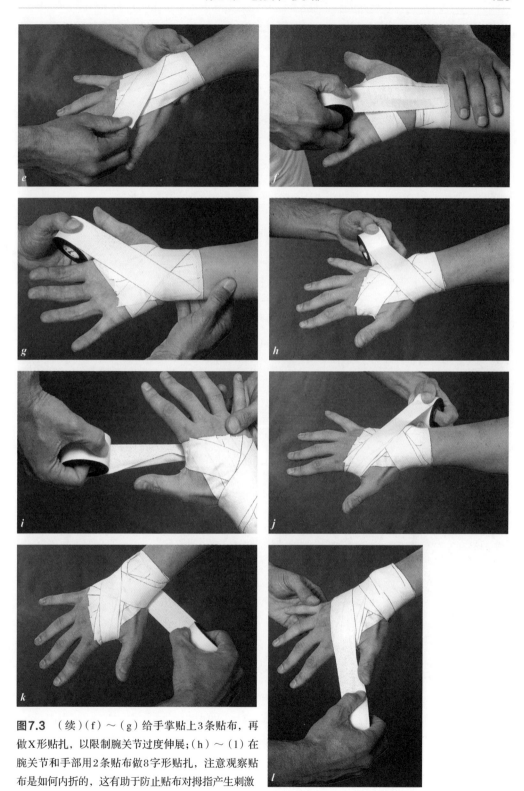

图7.3 （续）（f）～（g）给手掌贴上3条贴布，再做X形贴扎，以限制腕关节过度伸展；（h）～（l）在腕关节和手部用2条贴布做8字形贴扎，注意观察贴布是如何内折的，这有助于防止贴布对拇指产生刺激

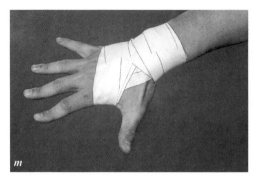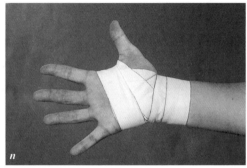

图 7.3 （续）（m）～（n）完成贴扎

▶ 视频 7.1 展示了针对过度屈曲或过度伸展扭伤的简单的腕关节和手部贴扎过程。

　　在腕关节扭伤或拉伤中，刚性贴布贴扎（图 7.4）是限制腕关节屈曲或伸展的一种更有效的方式。刚性贴布贴扎有助于缓解与腕关节位置有关的肱骨上髁炎疼痛症状。

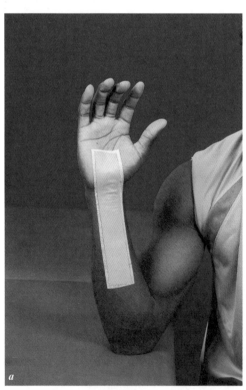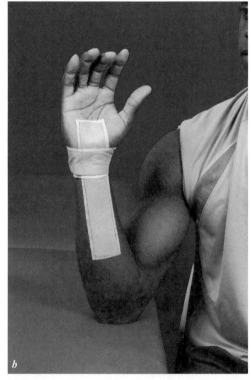

图 7.4　限制腕关节伸展的刚性贴布贴扎：（a）让腕关节处于中立位，首先将底层包扎物贴在手掌和前臂前侧，使其远端距离掌侧桡骨茎突 1 英寸，然后将刚性贴布贴在底层的包扎物上；（b）将第二条底层包扎物缠绕在腕骨处，并将刚性贴布贴在底层包扎物上。确保腕骨周围的条带不会压紧腕关节，以免造成感觉异常、疼痛或其他症状，或使病情恶化

▶ 视频 7.2 展示了限制腕关节伸展的刚性贴布贴扎的过程。

腕关节扭伤运动治疗

在对侧手的帮助下拉伸腕屈肌和腕伸肌（图7.5）。手持重物训练可以锻炼腕屈肌和腕伸肌（图7.6）。

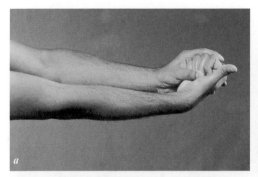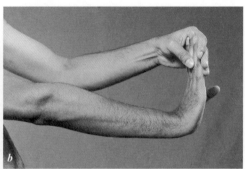

图7.5 在对侧手的帮助下拉伸（a）腕伸肌和（b）腕屈肌

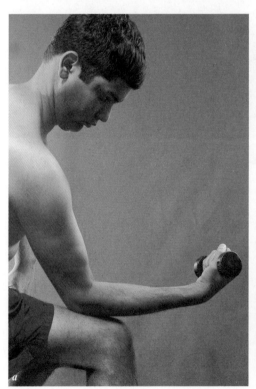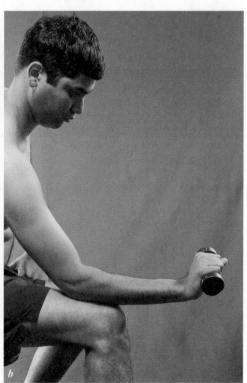

图7.6 用手持重物的方式锻炼（a）腕伸肌和（b）腕屈肌

腕管综合征

　　要求腕关节重复运动的活动很容易导致腕管综合征（CTS）。CTS是指正中神经穿过腕关节的腕管时受到压迫，导致手掌、拇指内侧、食指和中指出现刺痛、麻木和感觉异常的情况。音乐家、工人和办公室人群，甚至长时间进行贴扎的运动防护师都容易患上CTS。通常可以选择护具（图7.7）来保护腕关节，防止其受到引发CTS的持续压力。

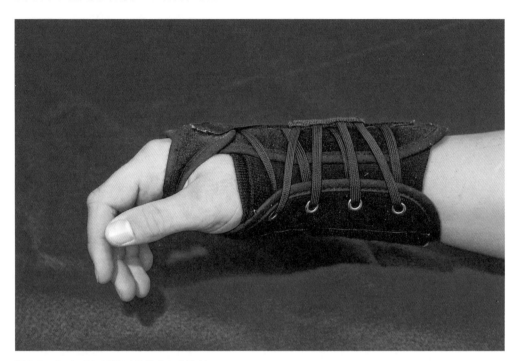

图7.7　　市面上用于缓解腕管综合征的护具

拇指扭伤

　　拇指扭伤由过度伸展引起，并且涉及尺侧副韧带。这种损伤俗称"守门员拇指"，因为尺侧副韧带损伤在用手扑球的守门员中很常见。尺侧副韧带完全断裂的损伤通常需要进行手术修复。部分韧带拉伤通常可以通过贴扎进行修复。

拇指扭伤贴扎

　　患者的疼痛程度和功能受限程度，及其要求的灵巧程度决定了拇指扭伤贴扎的方式。对于轻微的损伤，在拇指和腕关节周围进行简单的8字形贴扎（图7.8）即可。如果患者要求腕关节运动不受限制，则应先从腕关节前侧面开始贴扎并让贴布绕过拇指的掌指关节，而后在腕关节的背侧完成贴扎。

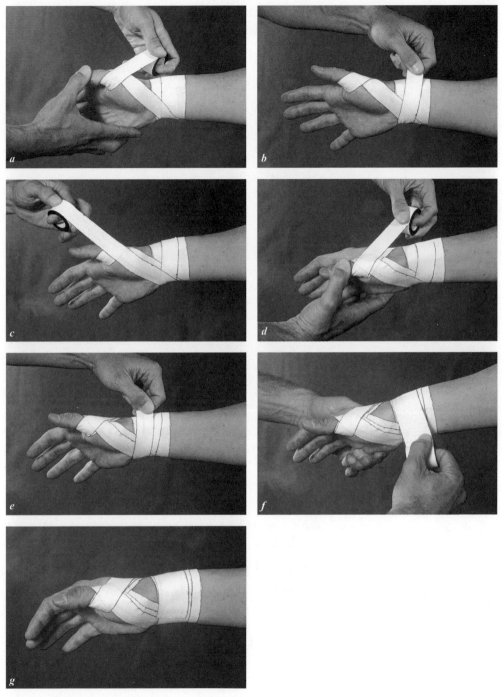

图7.8　拇指掌指关节的8字形贴扎:(a)在腕关节打上锚点后,从腕关节的前侧开始贴扎,并用贴布缠绕拇指,贴布绕至腕关节的背侧时,将拇指内收;(b)为了防止环绕腕关节进行连续贴扎引起贴布堆积,可单独进行8字形贴扎;(c)～(e)按照阶梯状,以连续8字形贴扎的方式重复前面的贴扎过程;(f)～(g)在腕关节锚点处进行固定,完成贴扎

对于损伤更严重，或不需要拇指灵活运动的患者，贴扎（图7.9）时应将手部包含在内。该方法要求在腕关节和手部进行固定锚点贴扎，在拇指和腕关节进行8字形贴扎，并从手掌到手背进行重叠水平贴扎。这一贴扎方法能稳定拇指，防止其过度伸展。再在拇指和腕关节缠绕两三道8字形贴扎，即可完成贴扎工作。不建议将拇指贴扎在食指上，因为这可能会导致其他健康的手指受伤。

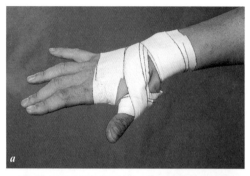
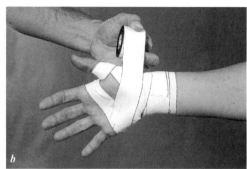

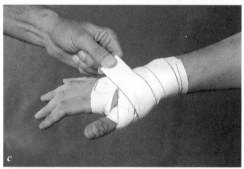
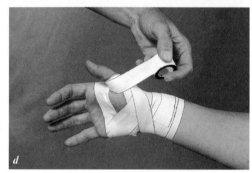

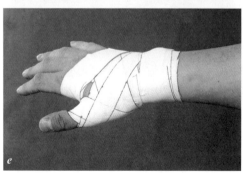

图7.9 完成拇指掌指关节的8字形贴扎后，继续贴扎，以将手部包含在内：（a）在手部打上锚点；（b）～（c）从手掌到手背缠绕贴布，使其绕过拇指的掌指关节；（d）使用8字形贴扎进行固定；（e）在手部和腕关节锚点处进行固定，完成贴扎

▶ 视频7.3展示了拇指扭伤的贴扎过程。

使用矫形塑料夹板［图7.10（a）］可进一步稳定受伤的韧带。矫形塑料夹板可以通过弹性贴布来定位和固定［图7.10（b）～（c）］。

用于拇指扭伤的肌内效贴布（图7.11）有助于减轻与拇指伸展和外展有关的疼痛感，但不会过多地限制拇指的运动。如果要限制拇指的运动，可使用运动贴布替代。

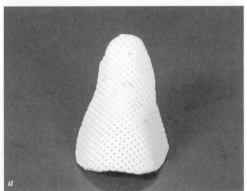

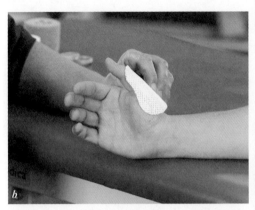

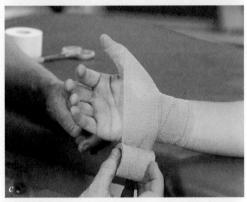

图7.10 （a）切割矫形塑料夹板；（b）放置矫形塑料夹板；（c）使用弹性贴布来固定矫形塑料夹板

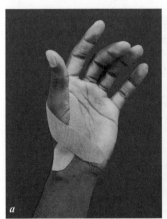
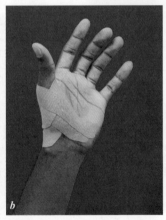
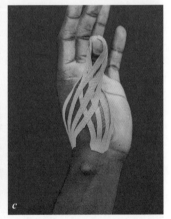

图7.11 使用肌内效贴布对尺侧副韧带扭伤（"守门员拇指"）进行贴扎。将一条长6～8英寸的贴布沿纵向对半剪开。（a）在"鼻烟窝"处开始进行8字形贴扎，使贴布绕过拇指和食指之间，并拉紧贴布，然后沿手掌将贴布贴至腕部尺侧，贴布应在"鼻烟窝"处重叠；（b）在拇指和腕关节处进行8字形贴扎，并拉紧贴布，但这一次应在更远的地方开始，以便贴布绕过腕掌关节的远端；（c）如果出现肿胀，通常首选扇形贴扎方法，然后在其上进行其他贴扎。为了减轻肿胀使用一两条4～6英寸长的贴布，一条贴布从大鱼际的近端开始，并朝掌指关节呈扇形展开，另一条贴布从手背的第一和第二掌骨的近端开始，并朝掌指关节呈扇形展开

▶ 视频7.4展示了可保护韧带扭伤的拇指的肌内效贴布贴扎过程。

拇指扭伤运动治疗

使用对侧手拉伸那些影响拇指运动的肌肉（图7.12）。弹力管（图7.13）是拇指和其他手指进行抗阻训练的理想工具。

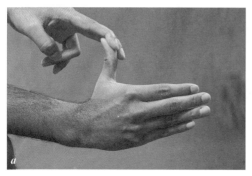
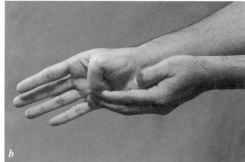

图7.12 拉伸（a）拇指屈肌和（b）拇指伸肌

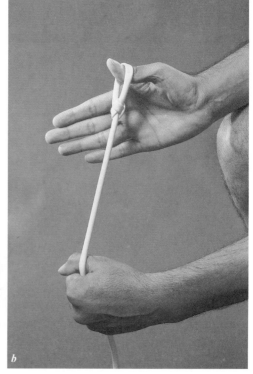
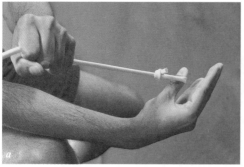

图7.13 使用弹力管进行（a）拇指屈肌和（b）拇指伸肌的抗阻训练

手指扭伤*

指间关节的远端和近端经常出现扭伤，并且其脱位在脱位损伤中很常见。应对手指扭伤进行仔细评估，避免将受伤的手指误诊为挤压伤。骨折、韧带拉伤和肌腱撕裂处理不当都会导致手部出现严重的功能障碍。

手指扭伤贴扎

可对不稳定的手指与一根相邻的健康手指进行"兄弟贴扎"（图7.14），以保护不稳定的手指。在指骨近端和中间进行贴扎，这样可以防止近端指间关节和远端指间关节运动。如果患者需要戴手套，则使用与膝关节贴扎（参见第3章）类似的贴扎方法。在近端和远端做固定锚点贴扎，然后在受伤的韧带处采用X形贴扎（图7.15）。贴扎时需要将1英寸宽的贴布剪成宽度较小的贴布，以方便贴扎。

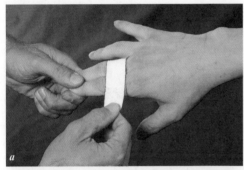
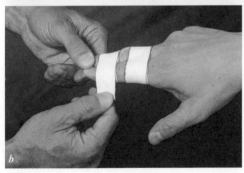

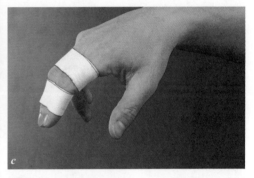

图7.14　手指"兄弟贴扎"。与相邻的健康手指一同贴扎，以保护受伤的手指。（a）～（b）在近节指骨近端和中节指骨缠绕贴布；（c）注意观察近端指间关节和远端指间关节是如何张开的，让手指可以进行一些运动

▶ 视频7.5展示了手指扭伤的"兄弟贴扎"过程。

*特指拇指外的其余四指的扭伤。

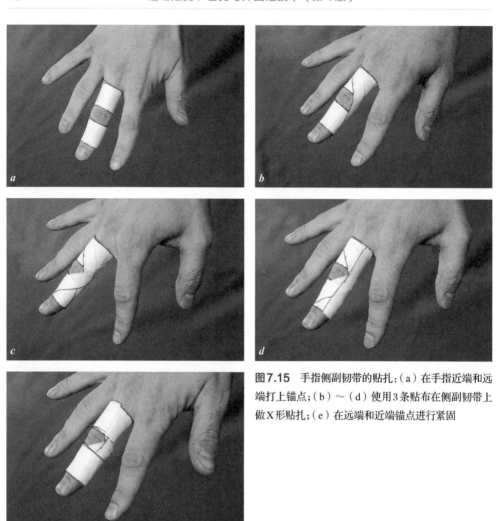

图7.15　手指侧副韧带的贴扎：（a）在手指近端和远端打上锚点；（b）～（d）使用3条贴布在侧副韧带上做X形贴扎；（e）在远端和近端锚点进行紧固

▶ 视频7.6展示了手指侧副韧带的贴扎程序。

手指扭伤运动治疗

拉伸和强化训练可以分别借助对侧手和弹性管（图7.16和图7.17）进行。挤压网球或美式壁球也可以增强手指屈肌的力量。

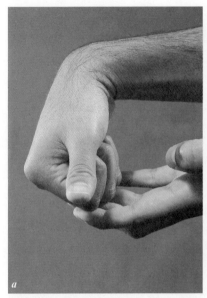 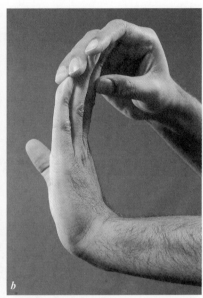

图7.16　借助对侧手拉伸（a）手指伸肌和（b）手指屈肌

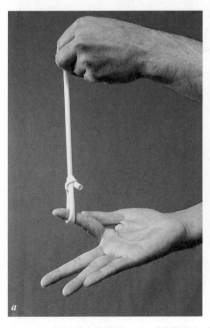 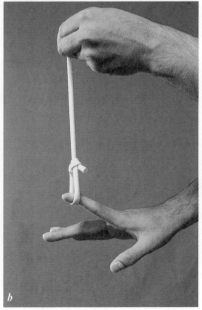

图7.17　使用弹力管锻炼（a）手指伸肌和（b）手指屈肌

肌腱断裂与撕脱

指伸肌肌腱从远节指骨撕脱会迫使远端指间关节屈曲。这一损伤俗称"垒球指"，通常发生在球击打指尖时。

肌腱断裂与撕脱夹板固定

对指伸肌肌腱从远节指骨断裂的损伤进行处理时，使用夹板将伸展的远端指间关节固定8 ~ 10周（图7.18）。在手指的掌面与背面交替使用夹板，防止皮肤浸软。更换夹板时，需用其他手指协助伸展远端指间关节，一旦关节屈曲就需要重新固定。

肌腱断裂与撕脱的运动治疗

肌腱断裂或撕脱愈合后，患者需要对手指进行训练，以便恢复其正常的活动范围和力量。患者可按照图7.16和图7.17展示的方法进行训练。应由有丰富经验的且有相应的医疗许可证的临床医师指导患者进行训练，并在训练期间对患者进行监督。

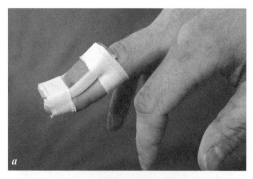
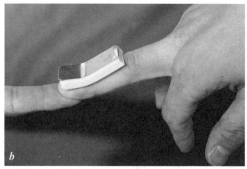
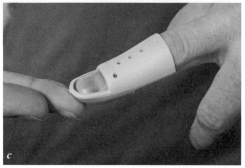

图7.18 （a）使用防止远端指间关节屈曲的槌状指夹板；（b）更换夹板时，关节不得屈曲；（c）也可以使用市面上的其他夹板来防止关节屈曲

腕关节和手部骨折

　　腕关节和手部骨折包括桡骨体远端骨折、舟状骨骨折和掌骨骨折。桡骨体远端骨折和舟状骨骨折的常见损伤机理包括摔倒时完全张开的手撑地。根据手的姿势的不同，可能发生科利斯骨折（腕关节过度伸展）或史密斯骨折（腕关节过度屈曲）。舟状骨骨折的损伤机理包括摔倒时完全张开的手撑地且腕关节处于伸展姿势。临床医师可根据最大压痛区域来区分桡骨体远端骨折和舟状骨骨折。处理该类损伤时应谨慎，即使最初的影像学检查结果为阴性，也应怀疑发生了舟状骨骨折并进行固定。应保持固定状态2周后再次进行影像学检查。

　　掌骨骨折可能发生在任何掌骨上，最常见的是第五掌骨骨折。第五掌骨骨折也被称为"拳击手骨折"，因为其常见的损伤机理是用握紧的拳头击打物体时物体对掌骨产生的反作用力。掌骨的其他损伤机理包括直接创伤，如大力击打手背等。

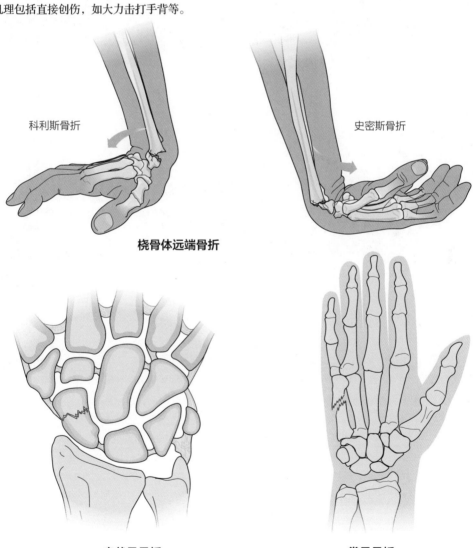

科利斯骨折　　　　　　　　　　　　史密斯骨折

桡骨体远端骨折

舟状骨骨折　　　　　　　　　　　**掌骨骨折**

腕关节和手部骨折的固定方法

　　腕关节和手部骨折的固定可通过夹板或石膏来进行，如尺侧U形夹板、桡侧U形夹板、短臂石膏和拇指人字形石膏等。尺侧U形夹板（图7.19）用于固定无名指或小指的近节指骨体或中节指骨体骨折，以及第四或第五掌骨骨折。桡侧U形夹板（图7.20）用于固定食指或中指的近节指骨体或中节指骨体骨折，以及第二或第三掌骨骨折。

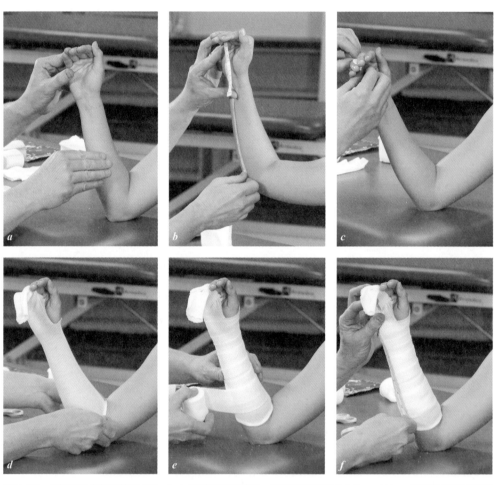

图7.19　尺侧U形夹板的使用方法：（a）将手腕稍微伸展，将掌指关节屈曲70°～90°，将近端指间关节和远端指间关节屈曲5°～10°；（b）测量从距无名指的远端指间关节2英寸处到肘窝的距离，以确定所需的布袋量；（c）在无名指与中指间放一小块石膏衬垫；（d）套上布袋（完全露出拇指）；（e）从无名指的远端指间关节开始，从远端向近端沿周向缠绕石膏衬垫，直至肘窝下方2英寸处；（f）测量从无名指的远端指间关节到肘窝下方2英寸处的距离，以确定夹板的长度

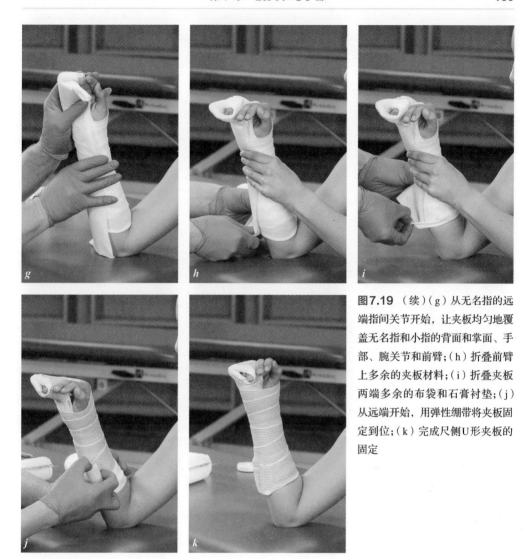

图7.19 （续）（g）从无名指的远端指间关节开始，让夹板均匀地覆盖无名指和小指的背面和掌面、手部、腕关节和前臂；（h）折叠前臂上多余的夹板材料；（i）折叠夹板两端多余的布袋和石膏衬垫；（j）从远端开始，用弹性绷带将夹板固定到位；（k）完成尺侧U形夹板的固定

▶ 视频 7.7 展示了尺侧U形夹板的使用方法。

桡骨远端骨折使用短臂石膏进行固定（图7.21），而拇指、第一掌骨或舟状骨骨折则使用拇指人字形石膏（图7.22）进行固定。可以使用双瓣拇指人字形石膏为软组织损伤（如腕关节和拇指扭伤等）提供更有力的支撑（图7.23）。双瓣拇指人字形石膏的优点是可以在训练或比赛期间提供最有力的支撑，并且在不需要时可以取下来。

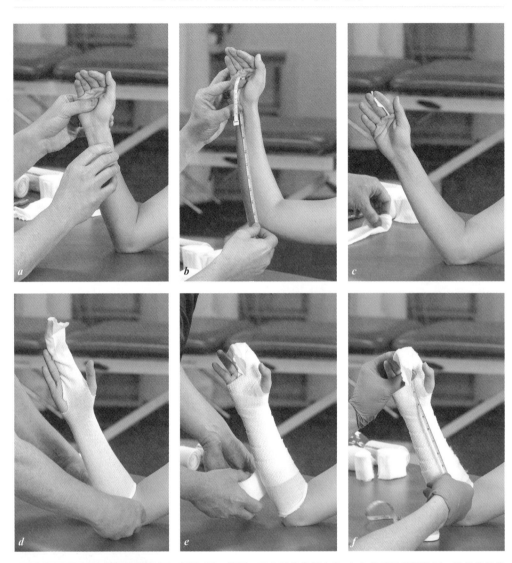

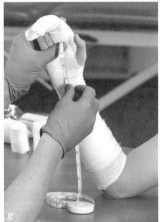

图7.20 桡侧U形夹板的使用方法：(a) 将手腕稍微伸展，将掌指关节屈曲70°～90°，将近端指间关节和远端指间关节屈曲5°～10°；(b) 测量从距中指的远端指间关节2英寸处到肘窝的距离，以确定所需的布袋量；(c) 在食指与中指间放一小块石膏衬垫；(d) 套上布袋（完全露出小指和无名指）；(e) 从中指的远端指间关节开始，从远端向近端沿周向缠绕石膏衬垫，直至肘窝下方2英寸处；(f) 测量从中指的远端指间关节到肘窝下方2英寸处的距离，以确定夹板的长度；(g) 测量从中指的远端指间关节到腕褶痕的距离

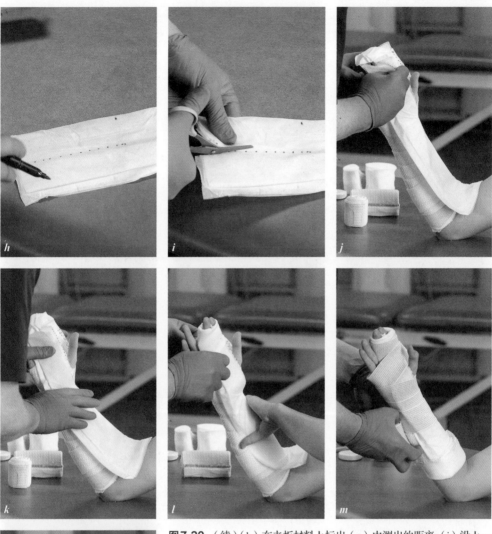

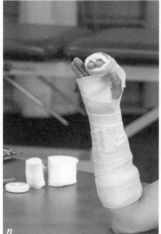

图7.20 （续）（h）在夹板材料上标出（g）中测出的距离；（i）沿上一步做的标记剪切夹板材料；（j）从中指的远端指间关节开始，将剪开的夹板的一半放在食指和中指的背面，另一半放在食指和中指的掌面；（k）让余下的夹板材料均匀地覆盖手部、腕部和前臂，然后折叠前臂上多余的夹板材料；（l）折叠夹板两端多余的布袋和石膏衬垫；（m）从远端开始，用弹性绷带将夹板固定到位；（n）完成桡侧U形夹板的固定

▶ 视频7.8展示了桡侧U形夹板的使用方法。

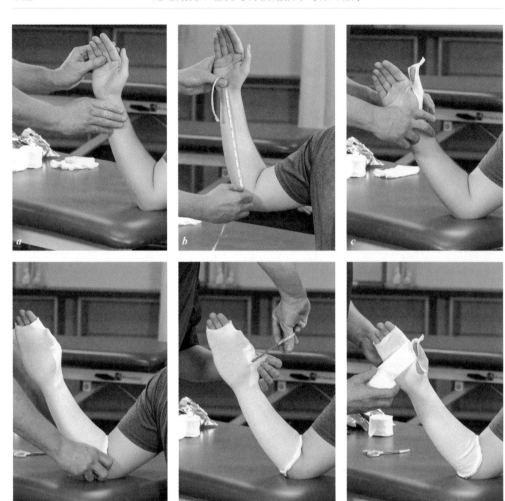

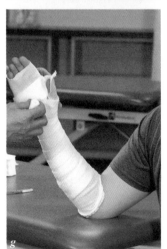

图7.21 短臂石膏的使用方法。（a）将腕关节与手部置于"握手"姿势，肘部屈曲90°，前臂旋内0°，腕关节稍微伸展，拇指处于中立位。（b）测量从中指的远端指间关节到肘窝上侧边缘的距离，以确定需要的布袋量。（c）使用较小的布袋遮盖拇指，（d）套上布袋，（e）在布袋的拇指处剪一个小孔。（f）从手掌屈曲褶痕开始，从远端到近端沿周向缠绕石膏衬垫，后一层与前一层重叠50%，一直到肘窝下方3指宽处。（g）在拇指根部缠绕更多的石膏衬垫

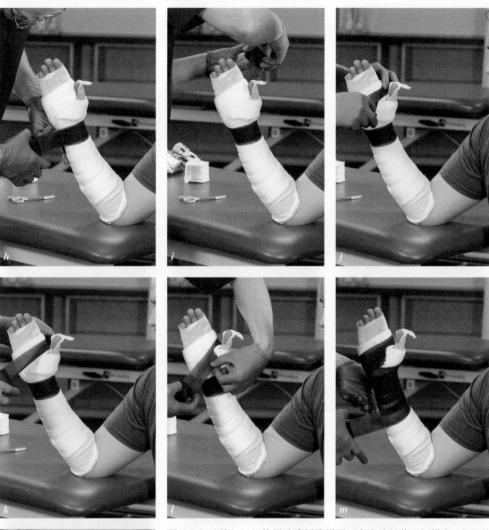

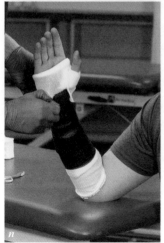

图7.21 （续）（h）使用玻璃纤维增强石膏在腕关节上打锚点。（i）从腕关节开始缠绕玻璃纤维增强石膏，让其绕过手部的尺侧缘一直缠绕到手部。在拇指周围缠绕玻璃纤维增强石膏时，你可以采用3种方法中的一种来避免挤压拇指：（j）将玻璃纤维增强石膏扭转180°，（k）折叠玻璃纤维增强石膏，或（l）在玻璃纤维增强石膏上切开一条缝。在手背面，玻璃纤维增强石膏不应超过掌指关节。在手掌面，玻璃纤维增强石膏不应超过手掌屈曲褶痕。在手部缠绕了两层玻璃纤维增强石膏后，（m）开始缠绕前臂，从远端向近端沿周向缠绕玻璃纤维增强石膏，确保每一层与前一层重叠50%。（n）折叠多余的布袋

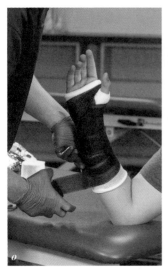
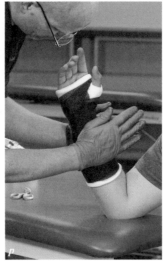
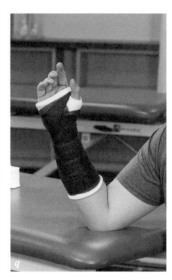

图7.21 （续）（o）用玻璃纤维增强石膏固定布袋的末端。（p）在需要时，可使用手掌和手腕根部来对石膏材料进行塑形。（q）完成短臂石膏的固定

▶ 视频7.9展示了短臂石膏的使用方法。

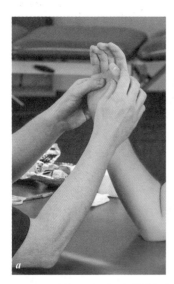
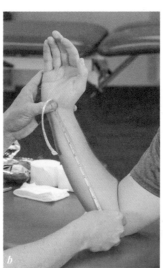
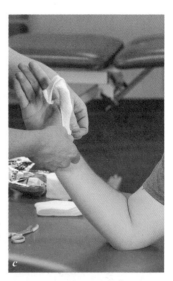

图7.22 拇指人字形石膏的使用方法。（a）将肘关节屈曲90°，将前臂置于0°旋内姿势，将腕关节置于30°伸展姿势，患者好像正"握着一个易拉罐"。（b）测量从中指的远端指间关节到肘窝上侧边缘的距离，以确定需要的布袋量。（c）使用较小的布袋遮盖拇指

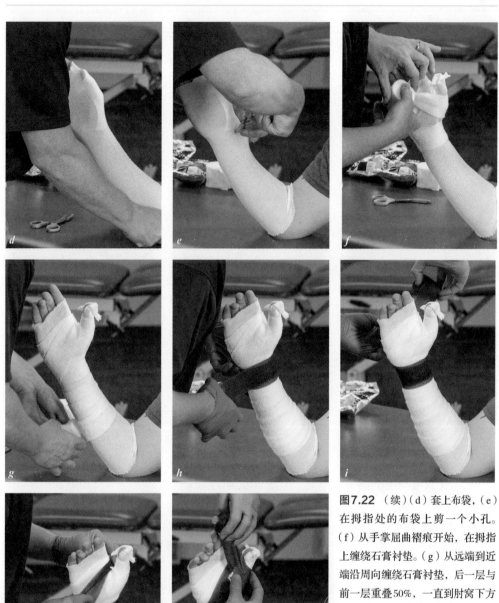

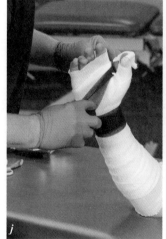

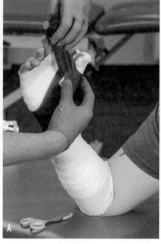

图7.22 （续）（d）套上布袋，（e）在拇指处的布袋上剪一个小孔。（f）从手掌屈曲褶痕开始，在拇指上缠绕石膏衬垫。（g）从远端到近端沿周向缠绕石膏衬垫，后一层与前一层重叠50%，一直到肘窝下方3指宽处。（h）使用玻璃纤维增强石膏在腕关节上打上锚点。（i）从腕关节开始缠绕玻璃纤维增强石膏，使其绕过手部尺侧缘，一直缠绕到手部。在拇指周围缠绕玻璃纤维增强石膏时，你可以采用3种方法中的一种［图7.21（j）～（l）］来避免挤压拇指。（j）在手部缠绕一层玻璃纤维增强石膏后，（k）过渡到拇指，用玻璃纤维增强石膏缠绕拇指

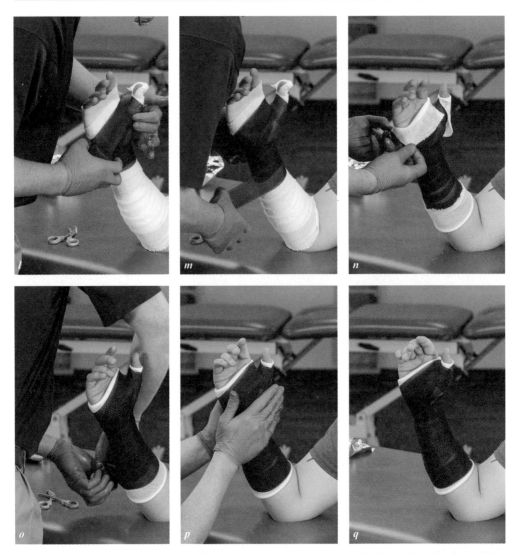

图7.22（续）（1）在手部再缠绕一层玻璃纤维增强石膏。在手背面，玻璃纤维增强石膏不应超过掌指关节。在手掌面，玻璃纤维增强石膏不应超过手掌屈曲褶痕。在手部缠绕第二层玻璃纤维增强石膏后，（m）开始缠绕前臂，从远端向近端沿周向缠绕，确保后一层与前一层重叠50%。（n）折叠多余的布袋。（o）用玻璃纤维增强石膏固定布袋的末端。（p）在需要时，可使用手掌和手腕根部来对石膏材料进行塑形。（q）完成拇指人字形石膏的固定

▶ 视频7.10展示了拇指人字形石膏的使用方法。

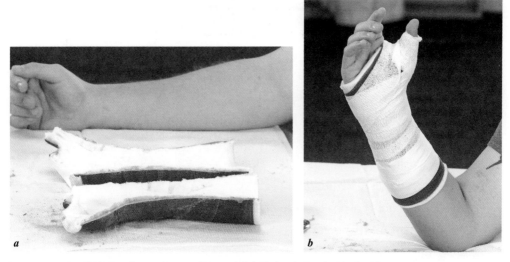

图7.23　（a）双瓣拇指人字形石膏；（b）使用运动贴布将该石膏的两部分固定到位

术语表

外展（abduction）——远离身体中线的运动。

肩锁关节扭伤（acromioclavicular joint sprain）——锁骨远端和肩胛骨的肩峰形成的关节的肩锁韧带和/或喙锁韧带扭伤，俗称"脱臼肩"。

急性损伤（acute injury）——一种最近出现的由外力导致的损伤。

内收（adduction）——靠近身体中线的运动。

解剖学姿势（anatomical position）——手臂位于身体两侧、手掌朝前的站立姿势。

鼻烟窝（anatomical snuffbox）——拇长伸肌和拇短伸肌在拇指根部形成的空间。

防痛步态（antalgic gait）——疼痛或异常的步行或跑步模式。

前（anterior）——肢体的前面或上表面。

前交叉韧带（anterior cruciate ligament）——一条跨过膝关节的韧带，两端附着在胫骨前部和股骨后部，限制胫骨相对于股骨的向前移位，以及胫骨的旋转。

关节（articulation）——由两块或多块相邻的骨构成的骨连结。

无血管（avascular）——无血液供应。

撕脱（avulsion）——肌腱或韧带在骨附着点撕裂。

垒球指（baseball finger）——指伸肌肌腱从手指远节指骨上撕脱的俗称，也称锤状指。

生物反馈（biofeedback）——通过视觉或听觉信息来提供反馈。

滑囊（bursa）——减少两个结构之间的摩擦的积液囊。

慢性损伤（chronic injury）——具有持续性的非创伤性损伤。

环转（circumduction）——外展、内收、屈曲和伸展的组合。

闭链训练（closed-chain exercise）——肢体的远端固定在地面上的训练。

科利斯骨折（Colles' fracture）——摔倒时完全张开的手掌撑地且腕关节处于过度伸展姿势，导致桡骨体远端骨折。

对侧（contralateral）——肢体另一侧。

挫伤（contusion）——钝力引起的闭合性损伤。

脱位（dislocation）——关节面脱离正常的位置。

远端（distal）——四肢上远离躯干的一端。

背屈（dorsiflexion）——足部朝上或朝向背面的运动。

背面（dorsum）——足的上侧面或手的背侧面。

肌肉电刺激（electrical muscle stimulation）——使用电流刺激肌肉收缩。

上髁炎（epicondylitis）——上髁出现炎症。

外翻（eversion）——足部向外运动或旋转。

外生骨疣（exostosis）——骨骼的异常生长。

伸肌腱帽（extensor hood）——手指背面的解剖肌腱结构。

外附肌（extrinsic muscle）——起于小腿或前臂，并附着在足部或手部的肌肉。

腘绳肌（hamstrings）——大腿后侧的肌群，包括半腱肌、半膜肌和股二头肌。

血肿（hematoma）——血液滞积。

高踝扭伤（high ankle sprain）——一种涉及胫腓前韧带和骨间膜的损伤。

人体解剖学（human anatomy）——研究各身体结构以及身体结构之间的关系的学科。

髂嵴（iliac crest）——髂骨的上缘；该区域挫伤被称为髋骨隆凸挫伤。

神经支配（innervation）——将神经冲动从中枢神经系统输送至外周，促使肌肉收缩。

髋骨（innominate bones）——构成骨盆带的扁平骨；每一块髋骨都由髂骨、耻骨和坐骨组成。

止点（insertion）——肌肉在骨骼上的附着点；通常是指肌肉的远端附着点。

指/趾间（interdigital）——位于手指或脚趾之间。

内附肌（intrinsic muscle）——起于并附着在足部或手部的肌肉。

内翻（inversion）——足部向内运动或旋转。

外侧（lateral）——朝向外部。

损伤机理（mechanism of injury）——具体的受伤原因。

内侧（medial）——朝向内部。

半月板（menisci）——膝关节的关节内软骨。

骨化性肌炎（myositis ossificans）——遭受挫伤的肌肉内部形成的钙化点。

开链训练（open-chain exercise）——肢体的远端不承重的训练。

起点（origin）——肌肉在骨骼上的附着点；通常是指肌肉的近端附着点。

矫形器械（orthotic）——市面上的一种衬垫，用于调整足部的生物力学。

过度使用损伤（overuse injury）——因持续的应力导致的慢性损伤。

骨膜（periosteum）——骨的外层组织。

高弓足（pes cavus）——纵弓高的足。

扁平足（pes planus）——纵弓扁平的足。

足底筋膜炎（plantar fasciitis）——跖膜在与跟骨的附着处产生炎症。

跖屈（plantar flexion）——足部朝下或朝向跖面的运动。

跖间神经瘤（plantar neuroma）——跖间神经炎症或刺激后的瘤样病理变化。

拇（pollicis）——与拇指有关的。

后（posterior）——肢体的后面或下表面。

后交叉韧带（posterior cruciate ligament）——一条跨过膝关节的韧带，两端附着在胫骨后部和股骨前部，限制胫骨相对于股骨的向后移位。

旋前（pronation）——使得手掌向下的前臂运动；或在非承重的情况下，踝关节背屈、外翻和足外展的组合。

本体感受（proprioception）——对身体在空间中的位置的意识。

近端（proximal）——四肢上靠近躯干的一端。

股四头肌角（quadriceps angle）——股四头肌的倾斜角度，也被称为Q角。

股四头肌（quadriceps femoris）——大腿前侧的肌群，包括股直肌、股内侧肌、股中间肌和股外侧肌。

支持带（retinaculum）——用于稳定肌腱或骨头的软组织结构。

肩袖（rotator cuff）——肩关节中的肌群，包括肩胛下肌、冈上肌、冈下肌和小圆肌。

外胫夹（shin splints）——小腿疼痛的俗称。

史密斯骨折（Smith's fracture）——摔倒时完全张开的手撑地且腕关节处于过度屈曲姿势，导致桡骨体远端骨折。

人字形（spica）——对大腿和髋部或手臂和肩部进行的8字形贴扎。

扭伤（sprain）——韧带过度拉伸（Ⅰ度）、部分撕裂（Ⅱ度）或完全断裂（Ⅲ度）。

静态拉伸（static stretching）——在静止状态下进行肌肉拉伸。

拉伤（strain）——肌肉肌腱单元的任一部分过度拉伸（Ⅰ度）、部分撕裂（Ⅱ度）或完全断裂（Ⅲ度）。

半脱位（subluxation）——关节的部分脱位。

浅（superficial）——朝向身体表面。

旋后（supination）——使得手掌向上的前臂运动；或在非承重的情况下，踝关节跖屈、内翻和足部内收的组合。

表面解剖学（surface anatomy）——研究身体的外形与表面的学科。

手术固定（surgical fixation）——利用金属硬件（销、板或螺钉）稳定骨折部位。

跟腱炎（tendinitis）——跟腱或其腱鞘发炎。

大鱼际（thenar eminence）——拇指的内附肌，包括拇短展肌、拇短屈肌、拇指对掌肌和拇收肌。

膝外翻（valgus）——膝关节对齐或受外力对齐时远端骨转向外侧；膝关节的"外八字"姿势。

膝内翻（varus）——膝关节对齐或受外力对齐时远端骨转向内侧；膝关节的"罗圈腿"姿势。

参考文献

Abian–Vicen J, Alegre LM, Fernandez–Rodriguez JM, Lara AJ, Meana M, Aguado X. Ankle taping does not impair performance in jump or balance tests.*J Sport Sci Med.*2008;7:350–356.

Adamczyk A, Kiebzak W, Wilk–Franczuk M, Sliwinski Z. Effectiveness of holistic physiotherapy for low back pain.*Ortopedia, Traumatologia, Rehabilitacja.*2009;11:562.

Alt W, Lohrer H, Gollhofer A. Functional properties of adhesive ankle taping: Neuromuscular and mechanical effects before and after exercise.*Foot Ankle Int.* 2004;20(4):238–245.

Bragg R, MacMahon J, Overom E, et al.Failure and fatigue characteristics of adhesive athletic tape.*Med Sci Sport Exer.*2002;33(3):403–410.

Bullard RH, Dawson J, Areson DJ.Taping the "athletic ankle." *J Am Podiatr Assoc.*1979;69:727– 734.

Callaghan MJ.Role of ankle taping and bracing in the athlete.*Br J Sports Med.*1997;31:102–108.

Capasso G, Maffulli N, Testa V. Ankle taping: Support given by different materials.*Br J Sports Med.*1989;23(4):239–240.

Cordova M, Scott B, Ingersoll C, LeBlanc M. Effects of ankle support on lower–extremity functional performance: A meta–analysis.*Med Sci Sport Exer.*2005;37(4):635–641.

Cordova ML, Ingersoll CD, LeBlanc MJ.Influence of ankle support on joint range of motion before and after exercise: A meta–analysis.*J Orthop Sports Phys Ther.*2000;30(4):170–177.

De La Motte SJ AB, Ross SE, Pidcoe PE.Kinesio tape at the ankle increases hip adduction during dynamic balance in subjects with functional ankle instability.*J Athl Train.*2009;44:S27–S31.

Delacerda FGPD.Effect of underwrap conditions on the supportive effectiveness of ankle strapping with tape.*J Sports Med Phys Fit.*1978;18(1):77–81.

Denegar CR, Saliba E, Saliba S.*Therapeutic Modalities for Musculoskeletal Injuries.3rd ed.*Champaign, IL: Human Kinetics; 2010.

Farrell E, Naber E, Geigle, P. Description of a multifaceted rehabilitation program including overground gait training for a child with cerebral palsy: A case report.*Physiother Theory Pract.*2010;26(1):56–61.

Feuerbach JW, Grabiner MD, Koh TJ, Weiker GG.Effect of an ankle orthosis and ankle ligament anesthesia on ankle joint proprioception.*Am J Sports Med.*1994;22:223–229.

Firer P. Effectiveness of taping for the prevention of ankle ligament sprains.*Br J Sports Med.*1990;24(1):47–50.

Fleet K, Galen S, Moore C. Duration of strength retention of ankle taping during activities of daily living. *Int J Care Inj.*2009;40:333–336.

Fu T, Wong A, Pei Y, Wu K, Chou S, Lin Y. Effect of kinesio taping on muscle strength in athletes—A pilot study.*J Sci Med Sport.*2008;11(2):198–201.

Fumich R, Ellison A, Guerin G, Grace P. The measured effect of taping on combined foot and ankle motion before and after exercise.*Am J Sports Med.*1981;9(3):165–170.

García–Muro F, Rodríguez–Fernández A, Herrero–de–Lucas A. Treatment of myofascial pain in the shoulder with kinesio taping: A case report.*Manual Ther.*2009;15(3):292–295.

Gehlsen GM, Pearson D, Bahamonde R. Ankle joint strength, total work, and ROM: Comparison between prophylactic devices.*J Athl Train.*1991;26:62–65.

Genova J, Gross M. Effect of foot orthotics on calcaneal eversion during standing and treadmill walking for subjects with abnormal pronation.*J Orthop Sports Phys Ther.*2000;30(11):664– 675.

González–Iglesias J, Fernández–de–Las–Peñas C, Cleland JA, Huijbregts P, Del Rosario GutiérrezVega M. Short–term effects of cervical kinesio taping on pain and cervical range of motion in patients with acute whiplash injury: A randomized clinical trial.*J Orthop Sports Phys Ther.*2009;39(7):515–521.

Greene TA, Hillman SK.Comparison of support provided by a semirigid orthosis and adhesive ankle taping before, during, and after exercise.*Am J Sports Med.*1990;18(5):498–506.

Gross M, Batten A, Lamm A, et al.Comparison of Donjoy ankle ligament protector and subtalar sling ankle taping in restricting foot and ankle motion before and after exercise.*J Orthop Sports Phys Ther.*1991;19(1):33–41.

Gross MT, Bradshaw MK, Ventry LC, Weller KH.Comparison of support provided by ankle taping and semirigid orthosis.*J Orthop Sports Phys Ther.*1987;9(1):33–39.

Hadala M, Barrios C. Different strategies for sports injury prevention in an America's Cup yachting crew.*Med Sci Sport Exer.*2009;41(8):1587–1596.

Halseth T, McChesney JW, DeBeliso M, Vaughn R, Lien J. The effects of kinesio taping on proprioception at the ankle.*J Sport Sci Med.*2004;3:1–7.

Heit EJ, Lephart SM, Rozzi SL.The effect of ankle bracing and taping on joint position sense in the stable ankle.*J Sport Rehabil.*1996;5:206–213.

Herrera–Soto JA, Scherb M, Duffy MF, Albright JC.Fractures of the fifth metatarsal in children and adolescents.*J Pediatr Orthop.*2007;27:427–431.

Hillman, SK.*Core Concepts in Athletic Training and Therapy.*Champaign, IL: Human Kinetics; 2012.

Houglum, PA.*Therapeutic Exercise forMmusculoskeletal Injuries.3rd ed.*Champaign, IL: Human Kinetics; 2010.

Hsu Y, Chen W, Lin H, Wang W, Shih Y. The effects of taping on scapular kinematics and muscle performance in baseball players with shoulder impingement syndrome.*J Electromyogr Kines.*2009;19(6):1092–1099.

Hughes LY, Stetts DM.A comparison of ankle taping and a semirigid support.*Phys Sportsmed.*1983;11(2):99–103.

Jaraczewska E, Long C. Kinesio taping in stroke: Improving functional use of the upper extremity in hemiplegia.*Top Stroke Rehabil.*2006;13(3):31–42.

Kase K, Hashimoto T, Okane T.*Kinesio Taping Perfect Manual: Amazing Taping Therapy to Eliminate Pain and Muscle Disorders.*Kinesio USA; 1998.

Kase K, Wallis J, Kase T. *Clinical Therapeutic Applications of the Kinesio Taping Method.*Albuquerque NM: Kinesio Taping Assoc.; 2003.

Keetch A. *The effects of adhesive spray and prewrap on taped ankle inversion before and after exercise* [master's thesis].Provo, UT, Brigham Young University; 1992.

Keil A.*Strap Taping for Sports and Rehabilitation.*Champaign, IL: Human Kinetics; 2012.Knight KL,

Brumels K.*Developing Clinical Proficiency in Athletic Training: A Modular Approach. 4th ed.*Champaign, IL: Human Kinetics; 2010.

Larsen E. Taping the ankle for chronic instability.*Acta Orthop Scand.*1984;55:551–553.

Lewis JS, Wright C, Green A. Subacromial impingement syndrome: The effect of changing posture on shoulder range of movement.*J Orthop Sports Phys Ther.*2005;35(2):72–87.

Lohrer H, Alt W, Gollhofer A. Neuromuscular properties and functional aspects of taped ankles. *Am J Sports Med.*1999;27(69):69–75.

Malina M, Plagenz L, Rarick G. Effect of exercise upon the measurable supporting strength of cloth tape and ankle wraps.*Res Q.* 1963;34(2):158–165.

Manfroy PP, Ashton–Miller JA, Wojtys EM.The effect of exercise, prewrap, and athletic tape on the maximal active and passive ankle resistance to ankle inversion.*Am J Sports Med.*1997;25(2):158–163.

McGuine TA, Brooks A, Hetzel S. The effect of lace–up ankle braces on injury rates in high school basketball players.*Am J Sports Med.*2011:39(9):1840–1848.

McGuine TA, Hetzel S, Wilson J, Brooks A. The effect of lace–up ankle braces on injury rates in high school football players.*Am J Sports Med.*2012:40(1):49–57.

McPoil TG, Cornwall M. The effect of foot orthoses on transverse tibial rotation during walking.*J Am Podiat Med Assn.*2000;90(1):2–11.

McPoil TG, Cornwall M. Foot and ankle update: Biomechanics, evaluation, and orthotic intervention (course notes, APTA Annual Conference, Denver, CO); 2007.

Meier K, McPoil T, Cornwall M, Lyle T. Use of antipronation taping to determine foot orthoses prescription: A case series.*Res Sports Med.*2008;16(4):257–271.

Metcalfe RC, Schlabach GA, Looney MA, Renehan EJ.A comparison of moleskin tape, linen tape, and lace–up brace on joint restriction and movement performance.*J Athl Train.*1997;32(2):136–140.

Mohammadi F. Comparison of 3 preventive methods to reduce the recurrence of ankle inversion sprains in male soccer players.*Am J Sports Med.*2007;35(6):922–926.

Morris H, Musnicki W. The effect of taping on ankle mobility following moderate exercise.*J Sports Med Phys Fit.*1983;23(4):422–426.

Murray HL.Effect of kinesio taping on proprioception in the ankle.*J Orthop Sports Phys Ther.* 2001;31:A–37.

Myburgh KH, Vaughan CL, Isaacs SK.The effects of ankle guards and taping on joint motion before, during, and after a squash match.*Am J Sports Med.*1984;12(6):441–446.

Olmsted LC, Vela LI, Denegar CR, Hertel J. Prophylactic ankle taping and bracing: A numbers– needed–to–treat and cost–benefit analysis.*J Athl Train.*2004;39(1):95–100.

Paris DL, Vardaxis V, Kokkaliaris J. Ankle ranges of motion during extended activity periods while taped and braced.*J Athl Train.*1995;30(3):223–228.

Pederson TS, Ricard MD, Merrill G, Schulthies SS, Allsen PE.The effects of spatting and ankle taping on inversion before and after exercise.*J Athl Train.*1997;32(1):29–33.

Petrisor BA, Ekrol I, Court–Brown C. The epidemiology of metatarsal fractures.*Foot Ankle Int.* 2006;27:172–174.

Purcell SB, Schuckman BE, Docherty CL, Schrader J, Poppy W. Differences in ankle range of motion before and after exercise in 2 tape conditions.*Am J Sports Med.*2009;37(2):383–384.

Rarick GL, Bigley G, Karst R, Malina RM.The measurable support of the ankle joint by conventional methods of taping.*J Surg Bone Joint.*1962;44:1183–1191.

Ray R, Konin J.*Management Strategies in Athletic Training.4th ed.*Champaign, IL: Human Kinetics; 2011.

Rezac D, Rezac S. Therapeutic taping theory and application (course notes, APTA Annual Conference, Denver, CO); 2009.

Ricard MD, Sherwood SM, Schulthies SS, Knight KL.Effects of tape and exercise on dynamic ankle inversion.*J Athl Train.*2000;35(1):31–37.

Robbins S, Waked W, Rappel R. Ankle taping improves proprioception before and after exercise in young men.*Br J Sport Med,* 1995;29:242–247.

Shultz SJ, Houglum PA, Perrin, DH.*Examination of Musculoskeletal Injuries.4th ed.*Champaign, IL: Human Kinetics; 2015.

Simoneau GG, Degner RM.Changes in ankle joint proprioception resulting from strips of athletic tape applied over the skin.*J Athl Train.*1997;32:141.

Sitler M, Ryan J, Wheeler B, et al.The efficacy of a semirigid ankle stabilizer to reduce acute ankle injuries in basketball: A randomized clinical study at West Point.*Am J Sports Med.*1994;22(4):454–461.

Slupik A DM, Bialoszewski D, Zych E. Effect of kinesio taping on bioelectrical activity of vastus medialis muscle.Preliminary report.*Ortop Traumatol Rehabil.*2007;9(6):644–651.

Stahl A. Fundamentals of kinesiotaping (course notes, APTA Annual Conference, Denver, CO); 2005.

Stiell IG, McKnight RD, Greenberg GH, et al.Implementation of the Ottawa ankle rules. *JAMA.*1994;271(11):827–832.

Surve I, Schwellnus MP, Noakes T, Lombard C. A fivefold reduction in the incidence of recurrent ankle sprains in soccer players using Sport–Stirrup orthosis.*Am J Sports Med.*1994;22(5):601– 606.

Thelen MD, Dauber JA, Stoneman PD.The clinical efficacy of kinesio tape for shoulder pain: A randomized, double–blinded, clinical trial.*J Orthop Sports Phys Ther.*2008;38(7):389–395.

Vaes PH, Duquet W, Handelberg F, Casteleyn PP, Tiggelen RV, Opdecam P. Influence of ankle strapping, taping, and nine braces: A stress Roentgenologic comparison.*J Sport Rehabil.*1998;7(3):157.

Vanti C, Natalini L, Romeo A, Tosarelli D, Pillastrini P. Conservative treatment of thoracic outlet syndrome: A review of the literature.*Europa Medicophysica.*2007;43(1):55–70.

Wilkerson GB.Comparative biomechanical effects of the standard method of ankle taping and a taping method designed to enhance subtalar stability.*Am J Sports Med.*1991;19(6):588–595.

Wilkerson GB.Biomechanical and neuromuscular effects of ankle taping and bracing.*J Athl Train.*2002;37(4):436–445.

Yasukawa A, Sisung C. Pilot study: Investigating the effects of kinesio taping in an acute pediatric rehabilitation setting.*Am J Occup Ther.*2006;60(1):104–110.

Yoshida A, Kahanov L. The effect of kinesio taping on lower trunk range of motions.*Res in Sport Med.*2007;15:103–112.

作者简介

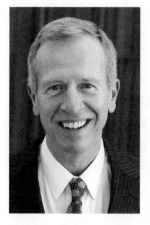

戴维·H. 佩林，PhD, FNATA，现任犹他大学健康学院院长，同时是理疗学与运动防护系的教授。他曾担任格林斯博罗市的北卡罗来纳大学健康和人类表现学院院长，随后担任该校教务长兼执行副总裁。佩林于1986年至2001年执教弗吉尼亚大学运动防护专业硕士学位课程。他获得过美国运动防护师协会的许多奖项，包括Sayers "Bud" Miller杰出教师奖、最著名的运动防护师奖、William G. Clancy研究荣誉勋章、研究和教育基金会终身成就奖等，还位列美国运动防护师协会名人堂。他是美国运动医学会的会员以及美国人体运动科学院的院士。佩林曾任美国运动防护师协会专业教育委员会的成员长达13年，帮助编写本科生和研究生运动防护教育计划认证指南。他于1996年至2004年担任《运动防护杂志》（*Journal of Athletic Training*）的主编，并且担任过《运动康复杂志》（*Journal of Sport Rehabilitation*）的创刊编辑。他是《等速训练与评估》（*Isokinetic Exercise and Assessment*）和《运动贴扎与包扎（第3版）》（*Athletic Taping and Bracing, 3rd*）的作者，《受伤运动员（第3版）》（*The Injured Athlete, 3rd*）的编辑，以及《肌肉骨骼损伤测试》（*Examination of Musculoskeletal Injuries*）和《运动防护研究方法》（*Research Methods in Athletic Training*）的共同作者。佩林在闲暇时喜欢旅游、锻炼以及在他位于佛蒙特州的湖边别墅度假。

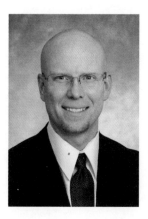

伊恩·A. 麦克劳德，PA-C, ATC，北亚利桑那大学医师助理研究系的临床教授助理。在进入北亚利桑那大学执教之前，他曾在Dignity Health Medical Group旗下的University Sports & Family Medicine担任临床医师助理。

伊恩的专长包括运动防护、运动医学和初级护理。他是亚利桑那州医师助理协会、亚利桑那州体育教练员协会、美国国家体育教练员协会和美国医师助理学会的会员。他在与世界级运动员，特别是游泳运动员的合作中积累了丰富的经验。伊恩曾是2008年北京奥运会期间美国国家队医务人员，目前仍是USA Swimming's High Performance Network的一员，并获得了该组织的最高荣誉金标准奖。他是《游泳解剖学》（*Swimming Anatomy*）的作者。

伊恩拥有弗吉尼亚大学运动防护教育学硕士学位，以及A. T. 斯蒂尔健康科学大学医师助理研究系理学硕士学位。

译者简介

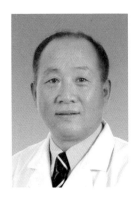

张乐伟，主任医师，硕士研究生导师。现任国家体育总局运动医学研究所运动创伤防治与康复研究中心副主任，国家体育总局体育医院运动医学科主任，中华中医药学会运动医学分会常委，中国体育科学学会运动医学分会委员，北京医师协会运动医学分会会员。曾任第24届冬季奥运会（北京）中国体育代表团医务官，第32届夏季奥运会（东京）中国代表团保障营医疗专家组组长，中国国家游泳队医疗专家组组长，乒乓球、网球、篮球等多个项目国家队的随队医生。主持过多项备战奥运会运动损伤防治与康复科技服务保障项目。

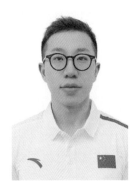

陈佳豪，康复治疗师，美国国家体能协会认证体能训练师（CSCS），毕业于温州医科大学康复治疗学专业，曾于2021年荣获浙江省二等功。2016年至今，一直致力于一线运动队的医疗保障工作：2016年，进入浙江省游泳队；2018年，进入中国国家游泳队，主要负责叶诗文、徐嘉余、李朱濠、朱梦惠、柳雅欣等高水平游泳运动员的科研医务保障工作；2018年至2020年，为中国国家游泳队备战2019年光州游泳世锦赛、2020年东京奥运会等国际赛事提供服务。